Formel-1 des Gehens

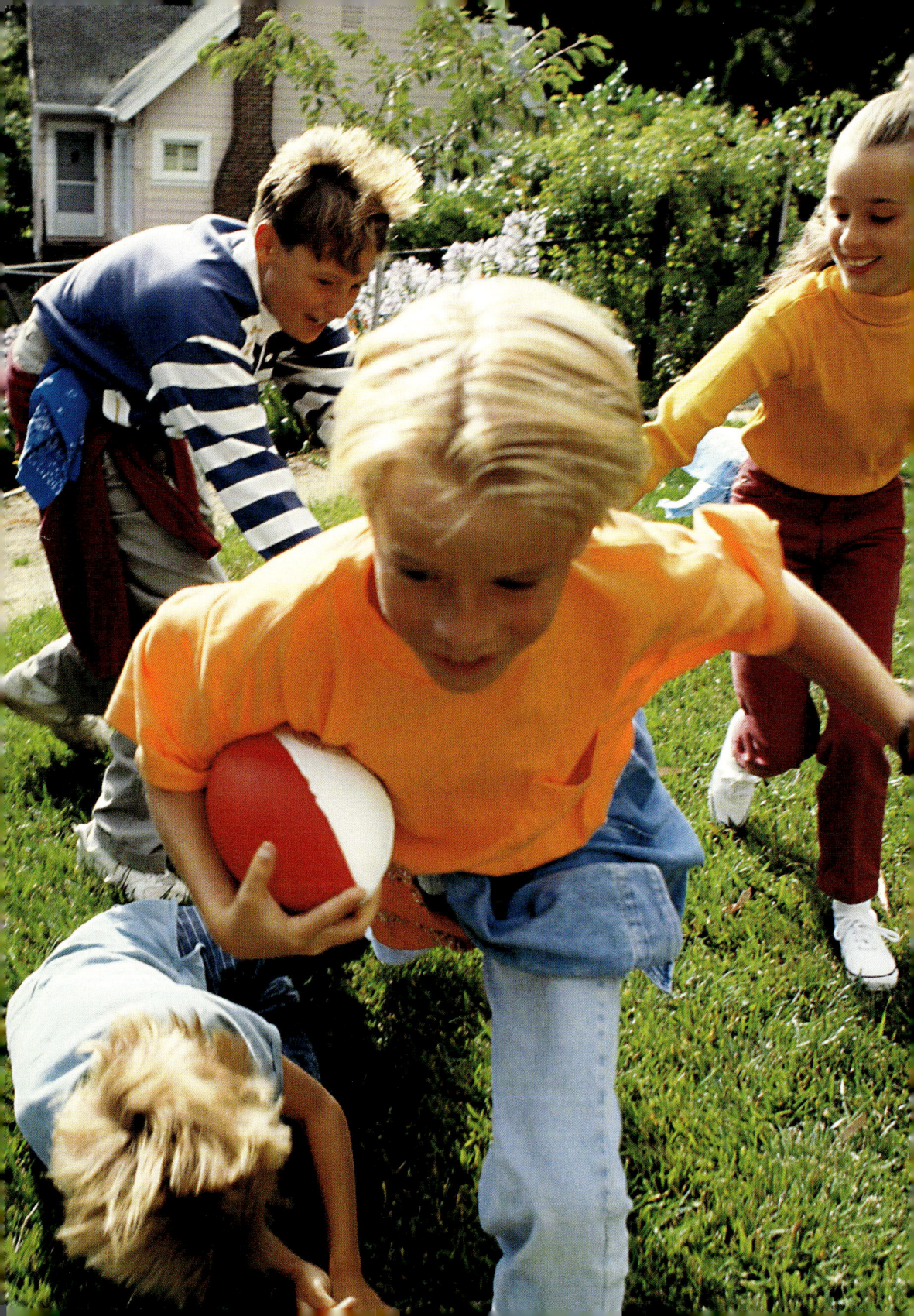

Prof. Dr. med. Gerd Schnack

Formel-1 des Gehens

**Gehen, laufen, radeln mit der
richtigen Abrolltechnik**

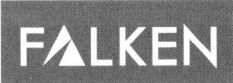

INHALT

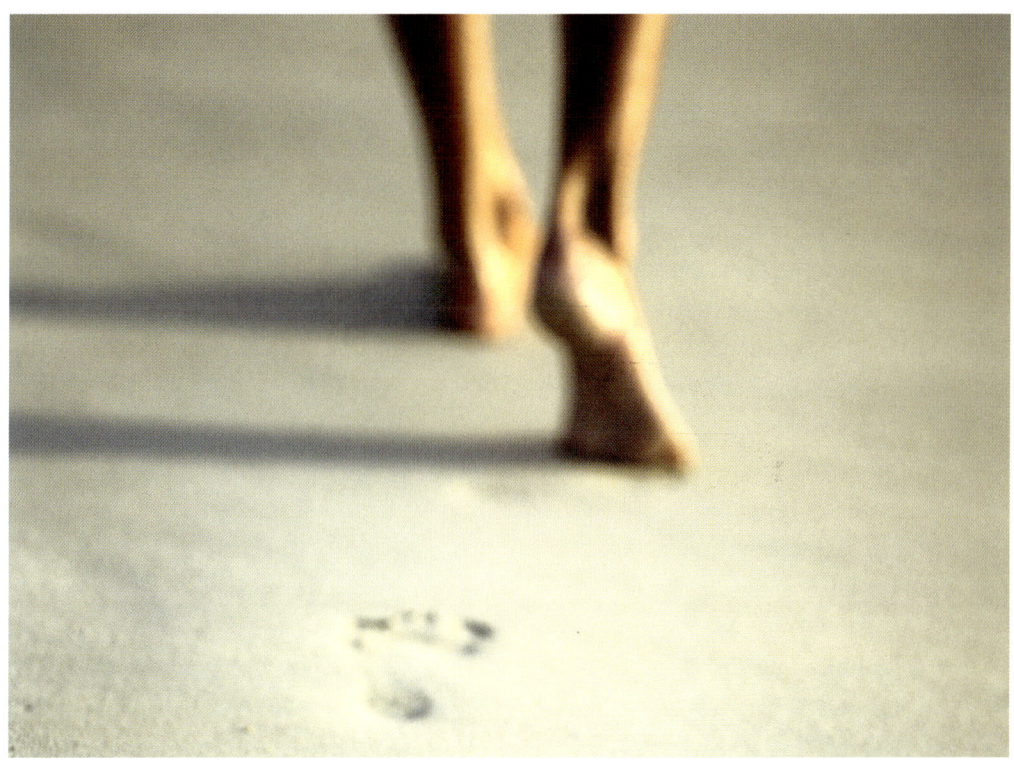

Vorwort

Der Anstieg der chronischen Erkrankungen des Bewegungsapparates ist sicher beunruhigend – aber man gewöhnt sich bereits daran, dass z. B. Rückenbeschwerden weit verbreitet sind und zum Alltag gehören. Die Medizin bietet viele Verfahren an, um die Folgen zu begrenzen – aber die tiefere Ursache wird durch das Spezialistentum verdeckt und kaum ein Arzt oder Gesundheitspolitiker nimmt sich die Zeit, die Ursachen, die bekannt sind, offen auszusprechen und dementsprechend zu behandeln.

Der Autor des vorliegenden Buches legt mit seiner Analyse des Bewegungsablaufs den Finger in diese offene Wunde. Das Gangbild des Menschen, eine ursächliche Bedingung unserer Existenz und damit ein Teil unseres persönlichen Erscheinungsbildes stellt letztlich den Rahmen einer neuen Bewegungskultur dar.

Es ist überzeugend dargestellt, dass der Aktivitätszustand der verschiedenen Muskelgruppen bzw. Muskelschlingen, angefangen von „Mr. I.", also der Hüft- und Beckenmuskulatur, eine erstrangige Voraussetzung dafür ist, um physiologisch korrekt gehen zu können. Es ist auch richtig, dass die Schrittlänge und Schrittfrequenz, gemessen an der Dauer der Stützphase bzw. Flugphase, das Gangbild bestimmen und bei Verletzung dieser physikalischen Gesetze es zwangsläufig zu Störungen oder gar krankhaften Veränderungen in den Geweben oder Gelenken kommen muss. Und es ist zwingend dargestellt, dass das Gehen entscheidend durch den richtigen Schuh bestimmt wird, der als weitverbreiteter Absatzschuh vielleicht mehr Unheil angerichtet hat, als wir es uns glauben machen.

Aus meinen klinischen Erfahrungen in einer orthopädisch geführten Reha-Klinik schätze ich, dass mehr als die Hälfte der krankhaften Veränderungen des Muskel- und Skelettsystems ihre Ursache in einer vernachlässigten Muskulatur, zu geringen Aktivität sowie in einem unphysiologischen Bewegungsablauf haben. Man kann Prof. Schnack nur wünschen, dass seine Fakten und Mahnungen ernst genommen werden, von den Betroffenen und Ärzten ebenso wie von der Schuhindustrie, und das Buch eine weite Verbreitung findet.

Prof. Dr. med. Hermann Buhl
Parkhöhe, Bad Wildungen

Einführung

Leben ist Bewegung und Bewegung ist Leben. „Formel-1 des Gehens" ist Bewegung in ihrer ureigensten und natürlichsten Form. Auf diese Weise geht der Mensch wieder voll aus sich heraus, er öffnet sich, aber nicht nur gedanklich, sondern ganz bewusst durch Aufrichtung und Betonung seiner äußeren Erscheinung. Gehen im Swinggang nach „Formel-1" ist eine neue Bewegungskultur mit betonter Präsentation des äußeren Erscheinungsbildes. Die Schönheit einer Frau wird nicht nur durch Lippenstift und Puderdose repräsentiert, sondern auch durch ein schwingendes Schreiten, bei dem die Harmonie aller Bewegungen zur Schau gestellt wird. Nicht kraftzehrende Trainingseinheiten mit Mühe und Schweiß sind für die Gesundheit angesagt, sondern vielmehr ein „Training im Vorrübergehen" als Wohltat für Rücken und Gelenke, ja für den ganzen Mensch.
„Formel-1 des Gehens" bringt Gesundheit für ein Leben, das auf großem Fuße gestaltet wird. Es verwandelt unsere mühevolle Alltagsbelastung in das Schweben und Gleiten eines Seglers im Wind.

Prof. Dr. med. Gerd Schnack,
Hamburg

Meinen Töchtern Birgit und Petra, damit sie all ihre gesteckten Ziele beschwingt und mit weitem Wind erreichen!

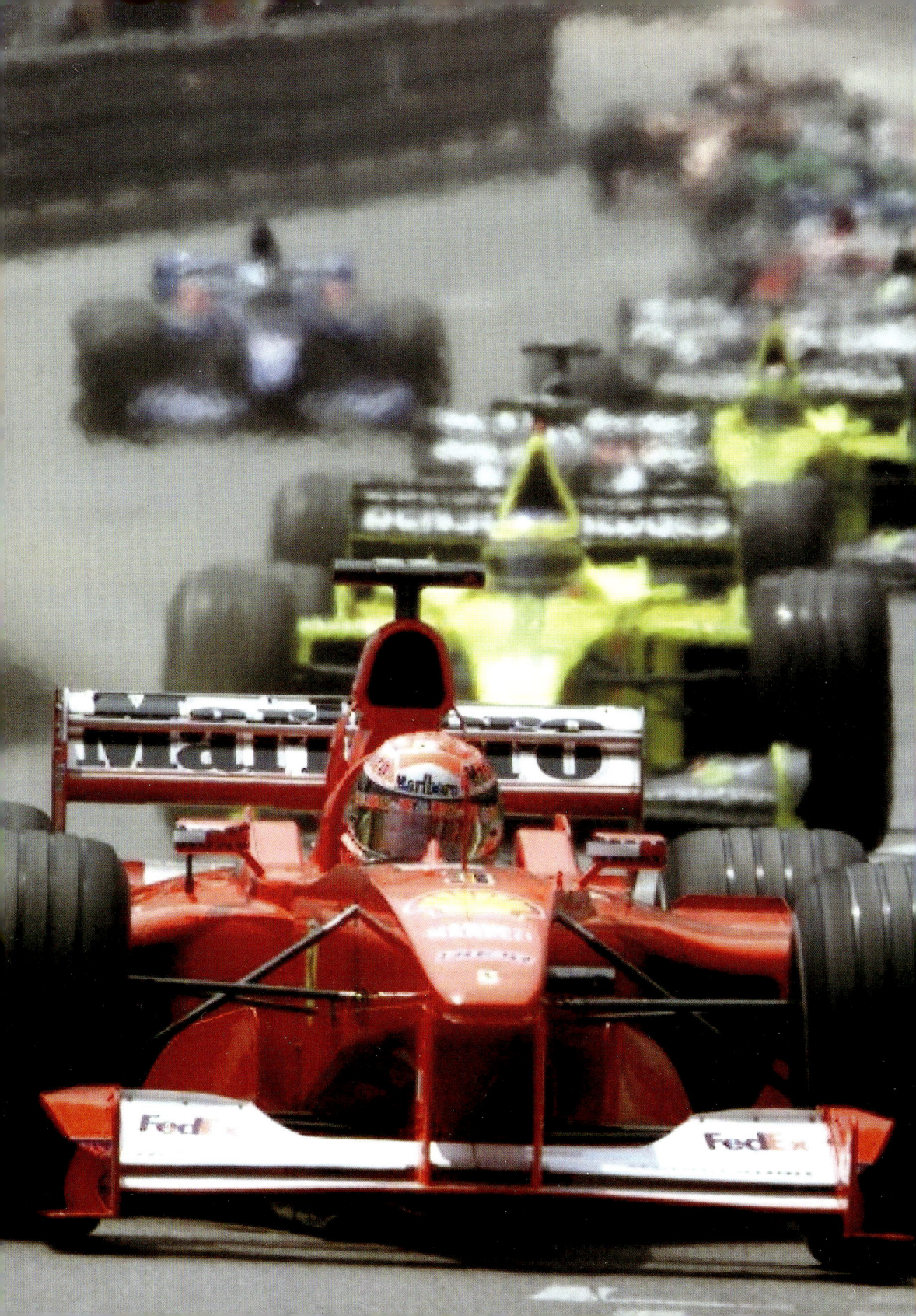

Auf dem Weg
zur Poleposition

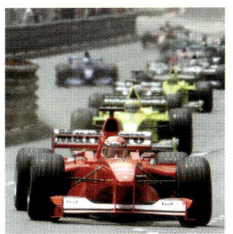

Leben ist Bewegung und Bewegung ist Leben. Wer möchte nicht sein ganzes Leben lang unbeschwert beweglich und mobil sein? Dieser grundsätzliche Aspekt unserer persönlichen Freiheit und Unabhängigkeit funktioniert aber nur dann optimal, wenn unser so genannter Bewegungsapparat mitspielt: Wir sind dabei entscheidend auf unser rechtes und linkes Bein angewiesen.

Das Gehen gehört jedoch erstaunlicherweise zu den Dingen im Leben, welche die meisten Menschen *achtlos* erledigen. Vielerlei Einflüsse von Stress und Zeitnot, die ganze Rastlosigkeit unserer schnelllebigen Zeit, haben leider dazu geführt, dass die Mehrzahl heute *grundsätzlich falsch* geht. Auch das lange Sitzen bei der Arbeit, vor dem Fernseher und in allen möglichen Verkehrsmitteln hat zu dieser *Verhaltensstörung des Gehens* beigetragen.

In diesem Ratgeber wird das in Fesseln liegende Gehen und Laufen entfesselt. Zu diesem Zweck lernen Sie zunächst die weit verbreitete Gehstörung und ihre gesundheitlichen Folgen genau kennen. Bei den zum Teil sehr unangenehmen Folgen handelt es sich um die häufigen Störungen und Erkrankungen des Bewegungssystems, um Arthrosen, Knieschmerzen, Rückenschmerzen, Sehnenleiden usw. Besonders am Herzen liegt mir natürlich die Abhilfe.

„Formel-1 des Gehens" begleitet Sie auf dem Weg zu Ihrer persönlichen Poleposition.

Daher stellt Ihnen dieser Ratgeber ein ganzes Übungsprogramm vor, mit dem Sie im Alltag – praktisch „im Vorübergehen" – Ihre Gehtechnik und damit Ihre Beweglichkeit und Ihr Wohlbefinden erhalten und verbessern können.

„Formel-1 des Gehens" begleitet Sie sozusagen auf dem Weg zu Ihrer persönlichen Poleposition. In den folgenden kurzen Abschnitten sollen die Leitmotive des gesunden Gehens nur anklingen, die dann in den Hauptteilen des Ratgebers vielfältig variiert werden.

Beine und Arme sind unser zweites Herz

Gehen ist mehr als nur eine Vorwärtsbewegung, mehr als nur ein Mittel, um hastig oder gemächlich von A nach B zu gelangen, zum Beispiel vom Schreibtisch zum Esstisch, vom Friseur zum Apotheker oder vom Werkstor zur nächsten Straßenbahnhaltestelle. Gehen ist nicht nur ein Vorgang, um äußere Zwecke zu erledigen. Gehen erfüllt auch wichtige Funktionen für den Körper selbst.

Beim (richtigen) Gehen sind die Geh- und Laufmuskeln einem rhythmischen Wechsel zwischen Anspannung und Entspannung ausgesetzt. Dadurch entsteht ein Pumpmechanismus, der mit unserer zentralen „Pumpe", dem Herzen, harmonisch zusammenarbeitet. In den Beinen und Armen ist praktisch unser „zweites Herz" angesiedelt, eine Muskelpumpe, deren Hauptaufgabe darin besteht, das verbrauchte venöse Blut wieder dem Herzmotor zuzuführen. „Die Kraft der zwei Herzen" ist also mehr als die Erfindung eines Werbetexters. Das Herz und die periphere Arbeitsmuskulatur der Beine und Arme spielen sich quasi gegenseitig die Bälle zu: Indem die zentrale Pumpstation das sauerstoff- und nährstoffreiche Blut verteilt, empfängt die Arbeitsmuskulatur Sauerstoff und Energie. Der ständige Zustrom erfolgt aber nur dann, wenn auch der Abfluss Schritt hält. Dies gelingt aber nur, wenn sich in der Arbeitsmuskulatur (ein Großteil davon wirkt bei der Fortbewegung mit) Anspannung und Entspannung rhythmisch abwechseln.

Gehen dient nicht nur der Fortbewegung, sondern unterhält auch die Muskelpumpe.

Während der Muskelanspannung werden Sauerstoff und Energie verbraucht und nur in den kurzen Phasen der Erschlaffung und Dehnung lässt die Druckminderung einen erneuten Energieschub in den Muskel zu. Im Herzen erfolgt die Abfolge von Spannung und Entspannung durch die automatische Steuerung des vegetativen Nervensystems wohl geordnet: Während der Systole (Anspannungsphase des Herzens) fließt in den Herzkranzgefäßen, die den Herzmuskel mit Sauerstoff und Energie versorgen, kein sauerstoffreiches Blut. Nur während der Diastole (Entspannungsphase des Herzens) fließt dem Herzmuskel frisches Blut zu.

Die Verhältnisse in der peripheren Arbeitsmuskulatur sind also ähnlich wie am Herzen, mit dem entscheidenden Unterschied, dass die nervliche Steuerung der Anspannung und Entspannung der Arbeitsmuskulatur willkürlich vorgenommen werden muss ... und damit sind wir wieder beim Thema richtiges Gehen.

Halten wir hier fest, dass Gehen nicht nur äußeren Zwecken dient, sondern die für den ganzen Körper wesentliche Pumpfunktion des Muskelorgans auslöst, die das Herz bei der Verteilung von Sauerstoff und Energie im ganzen Organismus unterstützt.

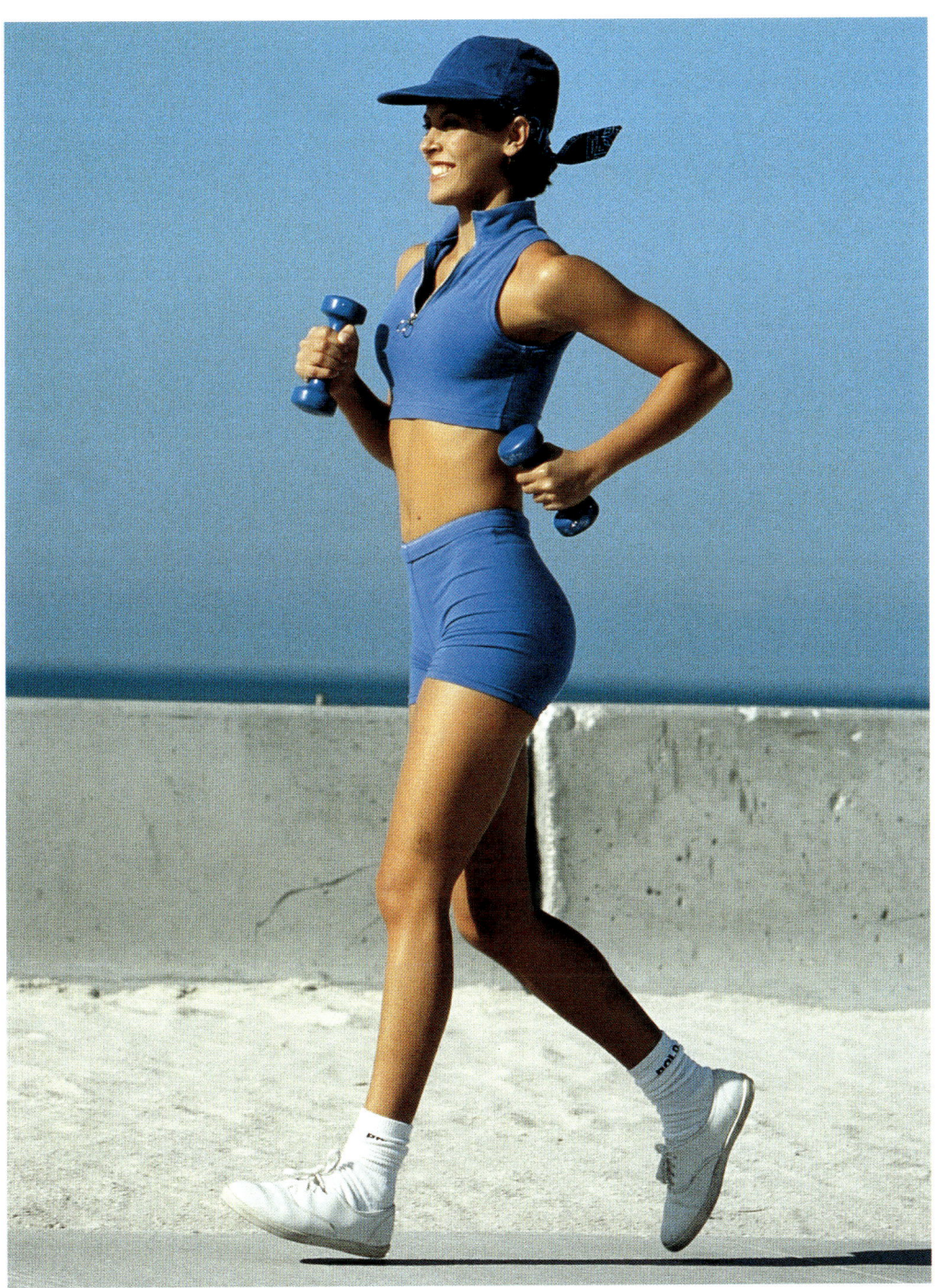

Alles hat seine Zeit – Anspannung und Entspannung

Die Sauerstoff- und Energieversorgung eines dauerhaft beanspruchten Muskels gelingt in angemessener Weise nur bei rhythmischer Abfolge von Anspannung und Entspannung. Eine dauernde Anspannung ohne Entspannung ist nicht durchzuhalten. Aber auch eine ständige Entspannung führt über kurz oder lang zu Entkräftung, Muskel- und Knochenschwund sowie Gangunsicherheit. Fragen Sie einmal einen Unfallpatienten, der vier Wochen lang liegen musste, wie unsicher und schwach man sich beim ersten Aufstehen fühlt.

Anspannung und Entspannung haben also ihre Zeit. Äußere und innere Stresseinflüsse bescheren uns heute jedoch oft ein Ungleichgewicht zwischen Anspannung und Entspannung. Wenn sich das Gleichgewicht nachhaltig zur Anspannung hin verschiebt, droht eine Energiekrise der betroffenen Muskulatur. Die arbeitende Zelle wird nun nicht mehr ausreichend mit Sauerstoff versorgt. Die permanente Stressspannung entwickelt sich zum „Sauerstoffkiller". Der chronische Sauerstoffmangel im Muskel lässt die Zellen schließlich wie Fische im trüben Wasser verenden.

Anspannung und Entspannung gehören zu den bipolaren rhythmischen Strukturen, die unser ganzes Leben prägen. Achten Sie auf den Ausgleich, denn nur die richtige Abfolge der Gegenpole kann die Gesundheit bis ins hohe Alter stabilisieren. Im Alten Testament wird die bipolare Ausrichtung der menschlichen Existenz poetisch und einprägsam beschrieben:

> *„Alles, was auf Erden geschieht,*
> *hat seine von Gott bestimmte Zeit.*
> *Geboren werden und sterben,*
> *einpflanzen und ausreißen,*
> *töten und Leben retten,*
> *niederreißen und aufbauen,*
> *weinen und lachen,*
> *wehklagen und tanzen,*
> *Steine werfen und Steine aufsammeln,*
> *sich umarmen und sich aus der Umarmung lösen,*
> *finden und verlieren,*
> *aufbewahren und wegwerfen,*
> *zerreißen und zusammennähen,*
> *schweigen und reden.*
> *Das Lieben hat seine Zeit*
> *und auch das Hassen,*
> *der Krieg und der Frieden."*

Diese biblische Aufzählung lässt sich ganz profan unserem Thema entsprechend fortführen: Stress hat seine Zeit und die erholsame Ruhe hat ihre Zeit, Muskelanspannung und -entspannung, Systole des Herzens und Diastole, Schwungbewegung des Beines nach vorn und Gegenbewegung nach hinten. Damit haben wir ein wesentliches Element des richtigen Gehens entdeckt:

Gehen ist eine rhythmische Schwungbewegung

Der natürliche Gehrhythmus lebt von Schwung und Gegenschwung. Diese Tatsache, die uns zwar unmittelbar einleuchtet, berücksichtigen wir heute beim Gehen kaum noch. Der betont schwungvolle Gehstil („Swinggang") der Yuppies in den 1980er-Jahren kam uns schon reichlich exaltiert vor. Im Grunde verstehen und interpretieren wir heute das Gehen als eindimensionale Vorwärtsbewegung. Unsere verinnerlichte Zweckorientierung, Stress und Zeitnot sorgen dafür, dass sich unsere ganze Aufmerksamkeit auf das Ziel richtet. Die Entspannung, die beim Gehen durch den rückwärtigen Gegenschwung erreicht werden kann, gönnen wir uns kaum noch. Dieses Verhalten führt aber nicht nur zu einer falschen Gehtechnik, sondern auch zur früheren Ermüdung beim Gehen. Es spart also nicht einmal Zeit!

Gehen ist seiner Natur nach eine rhythmische Schwungbewegung, bei der die Beine in zwei entgegengesetzte Richtungen vor und zurück pendeln. Die ständige Richtungsänderung des Schwungs beim Gehen zeichnet sich dadurch aus, dass die Beine nicht nur zielorientiert nach vorn, sondern über einen Gegenschwung auch nach hinten bewegt werden. Diese Bewegung findet zwar im Ansatz auch passiv statt, zum richtigen, dynamischen Gang gehört aber auch ein bewusst gesetzter rückwärtiger Gegenschwung.

Richtiges Gehen ist „rhythm and swing".

Jede kraftvolle Bewegung lebt vom Gegenschwung, in der die steuernde Muskulatur Sauerstoff und Energie tankt. Dieser Ausholvorgang ist praktisch mit der entsprechenden Dehnungsposition identisch.

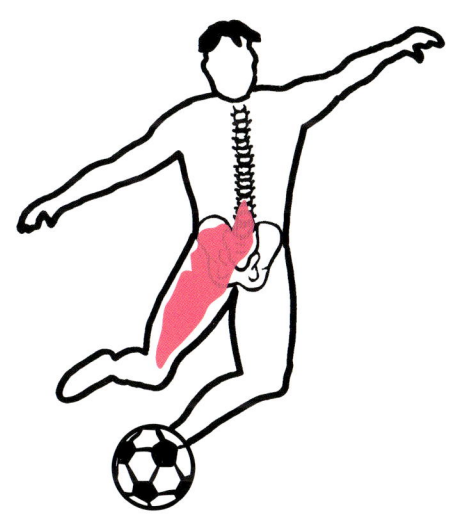

Erst über den Gegenschwung werden die Laufmuskeln in die Lage versetzt, sich zu dehnen und mit Sauerstoff zu versorgen, bevor sie wieder kraftschöpfend arbeiten müssen. Jede kraftvolle Bewegung lebt vom muskelerweiternden Gegenschwung, die Ausholbewegung beim Speerwurf oder Tennisaufschlag ebenso wie beim Elfmeterschützen im Fußball.

Dynamisches Gehen und Laufen im Leistungssport ist auf den rückwärtigen Gegenschwung der Beine ganz besonders angewiesen, da sich daraus erst der raumgreifende Schritt ergibt. Die Kraft und Schnelligkeit beim 100-m-Sprint geht zwar entscheidend von der

„Explosionsleistung" der Oberschenkel- und Hüftmuskulatur aus. Bevor aber das Standbein nach vorn katapultiert werden kann, bedarf es der optimalen Streckung im Hüftgelenk, wie alle Bewegungsstudien von Spitzenläufern beweisen.

Die biomechanische Grundregel von Schwung und Gegenschwung gilt im gesamten Tierreich. Die Laufleistung eines Geparden bei der Verfolgung seiner Beute, die jeden Sprinter vor Neid erblassen lässt, kommt dadurch zustande, dass die Gelenke dieser Raubkatze eine optimale Bewegungsspanne aufweisen. Der kraftvolle Schwung nach vorn ist auch beim Geparden entscheidend auf den rückwärtigen Gegenschwung angewiesen, der sich bei Vierfüßlern allerdings mit besonderer Dynamik aus den beiden Bewegungsachsen der Vorder- und Hinterfüße ergibt.

Der leistungsfördernde Gegenschwung beim 100-m-Lauf geht mit einer maximalen Streckung des Hüftgelenkes einher, damit die Hüftbeugemuskulatur einen intensiven Kniehub bewirken kann.

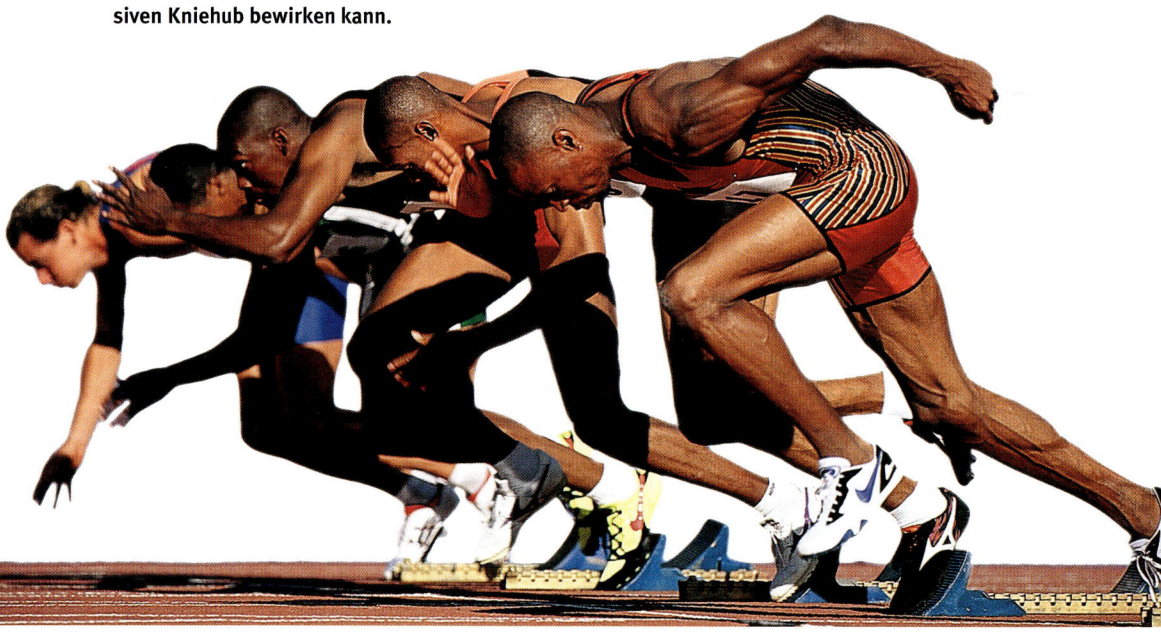

Da ist etwas falsch gelaufen

Der Mensch hat seine natürliche Art der Fortbewegung, das schwungvolle Gehen und
Laufen, bei dem nicht nur der Fuß auf dem
Boden abrollt, sondern der ganze Bewegungsablauf geschmeidig „rundläuft", heute weitgehend aufgegeben und sich eine eindimensional
vorwärts gerichtete, abgehackte Gangart ange-
wöhnt. Wir wollen hier zwei Hauptverantwort-
liche für diese bedauerliche Entwicklung nennen,
die uns durch das ganze Buch begleiten werden:
Da ist zum einen der unphysiologische Absatzschuh und da sind zum anderen die harten, planierten Beton- und Asphaltflächen, auf denen
wir meistens laufen.

   Der Absatzschuh mit seiner grundfalschen
Absatzplatzierung unter der Ferse hat aus dem
Rollgeher mit regelrecht abrollendem Fuß beim
Gehen einen nach vorn fixierten Spitzfußgeher
gemacht. (Der Absatzschuh ist der Buhmann
Nr. 1 in diesem Ratgeber ... er gehört ausgepfif-
fen, wo immer er auftaucht ...) Der Spitzfußgeher bewegt seine Füße und Beine praktisch
nur noch nach vorn, mit dem Ergebnis einer
schnellen Folge kurzer Schritte, die im Extrem-
fall als Stakkato- und im Alter als Trippelschritt
erscheint. Bei diesem hastigen Vorwärts-
stöckeln kann die Laufmuskulatur nicht mehr
angemessen zwischen Anspannung und Entspannung wechseln. Insbesondere die Wadenmuskeln und Hüftbeugemuskeln (siehe auch
S. 37) bleiben dadurch in anhaltender Stressspannung. Ihre Muskel- und Sehnenzellen
werden durch den dabei entstehenden Sauer-

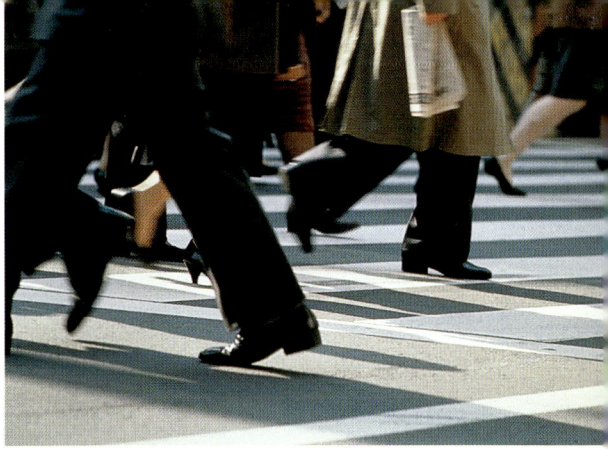

**Absatzschuhe und das Gehen auf
planierten, harten Böden haben
den Menschen zum Vorfußgeher
gemacht. Die Folgen sind Muskel-
verspannungen, ein kurzer, lauter
Schritt sowie Rücken- und Gelenk-
beschwerden.**

stoffmangel in die vorzeitige Degeneration
getrieben.

   Das absatzbetonte Spitzfußgehen – die
übliche Gehtechnik der meisten Menschen in
zivilisierten Ländern – belastet die Kniegelenke
und die Wirbelsäule über
Gebühr und gefährdet auf
die Dauer den schützenden
Gelenkknorpel, die Menis-
kusscheiben und die Band-
scheiben. Inzwischen sind
Rückenschmerzen zu einer
echte Volksplage gewor-
den, unter der schon etwa 40 Prozent aller Menschen zwischen 25 und 40 Jahren leiden. Die
ebenfalls recht häufigen Kniebeschwerden
junger Menschen sind oft ein Tribut an knie-
gelenkbelastende Sportarten, wie zum Beispiel
Fußball oder Tennis.

> **Absatzbetontes
> Spitzfußgehen
> belastet die Knie-
> gelenke und die
> Wirbelsäule über
> Gebühr.**

Die hektische Schrittfolge des absatzbetonten Spitzfußgehens wird meistens von einem
schnellen, oberflächlichen Atemrhythmus begleitet. Das falsche Gehen raubt uns sozusagen
auch den Atem. Wer dagegen den Fuß beim
Gehen und Laufen in richtiger Technik wie einen
Formel-1-Reifen gleichmäßig am Boden abrollt,
hat einfach mehr Zeit zum tiefen Atmen.

Natürliche Eleganz und Beweglichkeit im Alter

Wollen Sie weiter durchs Leben stöckeln, trip-
peln oder schlurfen, wie es die meisten Menschen tun, in einer etwas nach vorn gebeugten,
eher unsicher, aber zumin-
dest unscheinbar wirkenden
Körperhaltung? Wollen Sie
von einem Boxenstopp zum
anderen hasten, ohne die
Kraft und Dynamik des „Ren-
nens" auszukosten? Oder ist
Ihr Interesse nun geweckt am
schwungvollen Gehen mit Formel-1-Fußroll-
technik, das den gebeugten Körper wieder auf-
richtet?

Bei diesem schwungvollen Schreiten in aufrechter Haltung spielen die Gelenke der unteren
Extremitäten ihren vollen Bewegungsradius
aus. Der Bewegungsablauf nach „Formel-1 des
Gehens" ist Körperkultur par excellence. Auf
ganz natürlichem Wege verwandelt sich die

Älteren Menschen verleiht die geschmeidige Beweglichkeit eine gehörige Portion Sex-Appeal.

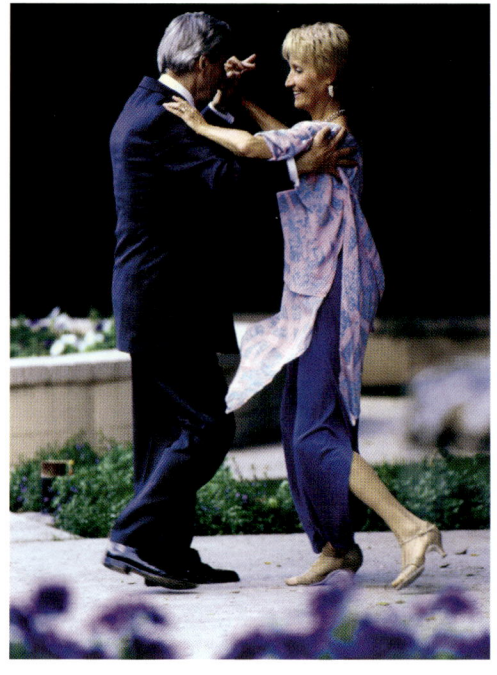

Befreites Gehen, Laufen, Tanzen: eine gesundheitsfördernde Bewegung bis ins hohe Alter.

gebeugte Kreatur in ein Wesen mit eleganter
Erscheinungsform.

Gerade älteren Menschen verleiht die
geschmeidige Beweglichkeit eine gehörige
Portion Sex-Appeal. Brauchen Sie noch einen
weiteren Grund, um sich ernsthaft mit der neuen
Geh- und Laufkultur zu befassen? „Formel-1 des
Gehens" – das ist die schwungvolle, Gelenk und
Wirbelsäule schonende Art der Fortbewegung,
die Ihnen manchen bewundernden und neidi-
schen Blick garantiert. Sie kann Ihnen überdies
den Orthopäden und im Alter die Gelenkpro-
bleme ersparen. Sie unterstützt die Atmung, das
Herz und den Kreislauf.

Wieso eigentlich „Formel-1"?

„Formel-1" steht für die extremste Anwendungsform des Rades in der Fortbewegung. „Formel-1"-Rennwagen nutzen die mechanischen Grundgesetze von Reibung, Widerstand und Beschleunigung in hoch effizienter Weise. Aber auch diese Spitzenleistung beruht auf dem einfachen Prinzip der kreisrunden Radkonstruktion. Wegen ihrer enormen Reifenbreite zeigen die Formel-1-Boliden das Prinzip der zwei hintereinander geschalteten Rollsysteme (Radachsen) noch ausgeprägter als andere Autos. Die schnellste und reibungsloseste Mobilität an Land ermöglicht das Rad, denn es setzt dem Untergrund einen besonders geringen Widerstand entgegen.

Besonders elegant wirken Formel-1-Wagen, wenn sie im Schritttempo aus den Boxen in die Startposition rollen. Bei diesem Tempo ist die Parallele zur menschlichen Fortbewegung am deutlichsten: Die Füße des Mechanikers, der neben der Maschine her läuft, funktionieren in ihren biomechanischen Eigenschaften ähnlich wie die Radkonstruktion der Rennreifen. Die Füße haben ihren Drehpunkt am Übergang vom hinteren zum mittleren Drittel des Fußes. Durch Anheben des Vorfußes kann der vordere Bauch des Rades, durch das Abrollen des Fußes die Rollfläche und durch die anschließende Vorfußsenkung und Fersenhebung der hintere Bauch der Radkonstruktion nachempfunden werden.

„Formel-1 des Gehens" ist ganz einfach die Methode zur optimalen Nutzung der biomechanischen Eigenschaften des menschlichen Fortbewegungsapparates. „Formel-1" steht dabei auch für Kraftentfaltung, Dynamik und Eleganz.

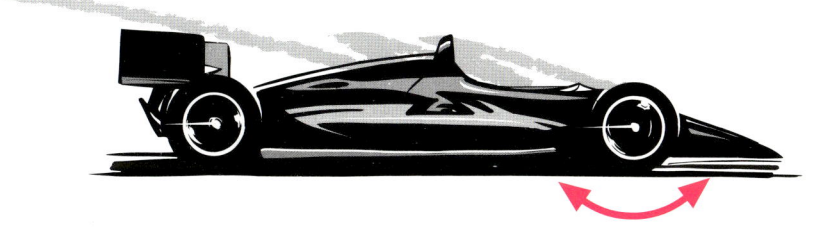

„Formel-1": Die Füße des Mechanikers, der neben dem Rennwagen her läuft, funktionieren ähnlich wie die Radkonstruktion der Rennreifen.

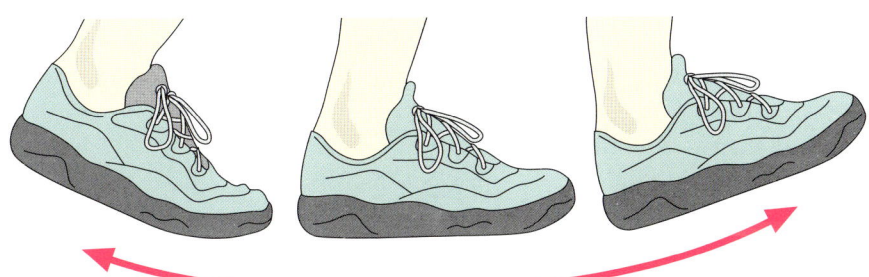

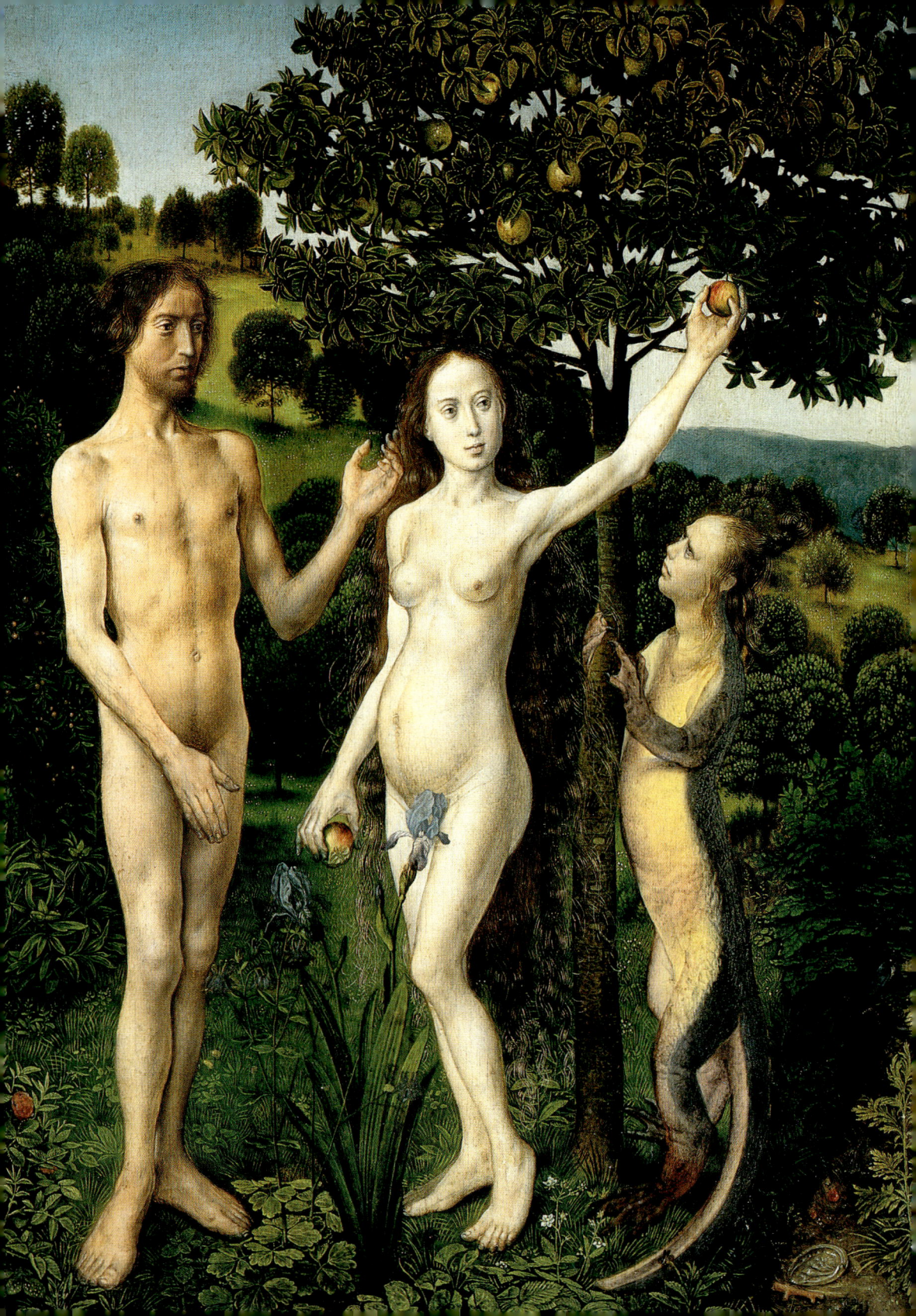

Grundkurs
Fortbewegung

Der Mensch wird barfuß geboren und auch im Paradies gab es noch keinen Schuster. Wir wollen uns in der folgenden Bestandsaufnahme anschauen, was sich seit diesen erfreulich unkomplizierten Anfängen entwickelt und fehlentwickelt hat. Zunächst auf einem Schnelldurchlauf durch die Epochen der Schuhgeschichte und dann auf eine Sentimental Journey zurück zum Naturzustand vor der Geburt und bei den naturbelasseneren Völkern. Danach wollen wir exakt beschreiben, was unter den Bedingungen unserer Zivilisation die Fortbewegung betreffend aus dem Gleichgewicht geriet und welche Folgen diese „Dysbalancen" für unsere Gesundheit haben. Ganz nebenbei erfahren Sie auch, wie der Bewegungsapparat aufgebaut ist und wie sehr seine vier „Etagen" auf ein auskömmliches Zusammenwirken angewiesen sind.

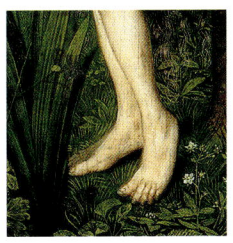

Geschichte der Fußbekleidung

Schon seit Jahrtausenden ist der Mensch darum bemüht, die Abrolleigenschaft des Fußes durch seine Fußbekleidung zu verändern. Zum einen ging es ihm darum, den direkten Angriffen der rauen Umwelt zu trotzen. So trug schon der über 5 000 Jahre alte „Ötzi" auf seiner Alpenwanderung ein schützendes Schuhwerk aus Leder mit Wickelsocken. Zum anderen trachtet der Mensch sicherlich schon lange danach, das äußere Erscheinungsbild seines Fußes ständig wechselnden Modeströmungen anzupassen. In welcher grauen Vorzeit dieser Trend und damit die Schuhmode begann, wissen wir nicht.

Simpelste Vorsorge gegen Fußverletzungen boten zunächst fest geschnürte oder mit Knochenspangen befestigte Fußlappen oder Ledersäckchen. Auch die Sandale, bei der ursprünglich eine dünne Ledersohle über Schnüre und

Riemen am Fuß fixiert wurde, gehört zu den einfachsten Fußbekleidungen des Menschen. Diese Riemenkonstruktion war ein „Erkennungsmerkmal" der Nomaden und Pilgerströme im Zweistromland, alten Palästina, antiken Griechenland und römischen Weltreich. Höchst erstaunlich für uns heute sind die enormen Marschstrecken, die römische Legionäre auf simplen Sandalen (nicht auf unseren Trekkingsandalen) zurücklegten.

Die Sandale am nackten Fuß ist für uns heute nicht nur eine beliebte Sommerfußbekleidung, sondern auch ein Ausdruck der Bescheidenheit, Demut und einfachen Lebensführung, wie sie Jesus von Nazareth personifizierte. Noch heute spricht man herablassend von „Jesuslatschen", die so gar nicht zum Macht- und Herrschaftsdenken vieler Zeitgenossen passen. Noch demütiger und bußfertiger als das Sandalen- ist nur das Barfußgehen. Der Barfußgang des stolzen Königs Heinrich IV. im Jahr 1077 zu Papst Gregor VII. bei klirrender Kälte ins Gebirge nach Canossa ging in die Geschichtsbücher ein. (Zum Thema Barfußgehen siehe auch Seite 100.)

Die bunten Mokassins der Indianer können als Vorstufe unserer Laufschuhe gelten. Sie schützen den Fuß, sind aber weich und biegsam und haben keine Absatzerhöhung im Fersenbereich. Diese Faktoren haben die hohe Laufleistung der jagenden und umher-

streifenden Indianer erst ermöglicht. Mokassins erlaubten das lautlose Abrollen von Ferse und Vorfuß und damit das unbemerkte Heranschleichen des Kundschafters oder Jägers an Gegner oder Jagdbeute. Die Machart der Mokassins entspricht der natürlichen biomechanischen Funktion des Fußes.

Im Hochmittelalter und in der beginnenden Neuzeit hielt sich der mit Riemen gebundene Bundschuh nur noch in ländlichen Gebieten Mitteleuropas, während man in den Städten bereits spitze, gotische Halbschuhe trug, die von immer spitzeren Schnabelschuhen abgelöst und übertroffen wurden. In den Bauernkriegen des 16. Jahrhunderts repräsentierte der „Bundschuh" eine rechtlose Bauernschicht, die dieses charakteristische Symbol auf ihre Fahnen setzte.

Der Hang des Menschen, mit äußeren Mitteln und Kunstgriffen etwas mehr aus sich zu machen, entdeckte bald den unteren Schuhaufbau als besonders geeignetes Mittel, um an der eigenen Größe und Eleganz zu feilen. So viel stand fest: Ansehen und Reichtum ließen sich besser durch Schuhe mit betontem Absatz als durch flache Sandalen unterstreichen. Auch die vordere Schuhpartie geriet schon früh ins Blickfeld der Modeschöpfer und Möchtegerne.

Besonders das weibliche Geschlecht kokettierte schon im Mittelalter mit der spitzen, gotischen Eleganz der Füße.

Die Entschlossenheit, sich die eigenen Füße für die Schönheit bzw. für Prince Charming zu ruinieren, war in früheren Jahrhunderten wohl schon ähnlich groß wie gestern und heute. Im Märchen „Aschenputtel" der Brüder Grimm schrecken die falschen Schwestern nicht vor der Selbstverstümmelung ihrer Füße zurück, um in den zierlichen Schuh von Aschenputtel zu passen: *„Rucke di guh, rucke di guh, Blut ist im Schuh. Der Schuh ist zu klein, die rechte Braut sitzt noch daheim"*, sang das Täubchen vom Haselnußbaum. Auch heute sind noch zahlreiche Frauen (und Männer) bereit, für modisches Schuhwerk nachhaltige Verformungen ihrer Zehen und Füße zu riskieren.

Trendsetter der Schuhmode in den vergangenen Jahrhunderten waren auch die stolzen, gestiefelten und gespornten Herrenreiter und Offiziere, denen es im Traum nicht in den Sinn gekommen wäre, Sandalen zu tragen. Nicht auf leisen Sohlen schleichend trat der Mensch nun in Erscheinung, sondern setzte sich mit klirrendem Degen und Marschmusik imposant in Szene. Zu diesem Imponiergehabe gehörten auch die blank geputzten langen Schaftstiefel. Da der Reiter sich für längere Strecken auf sein Pferd verließ, störte es ihn auch nicht, dass seine Fußbekleidung zum Gehen und Marschieren – und überhaupt – recht unbequem war … Zum An- und Ausziehen sowie zur Pflege dieser Schuhmonster benötigten die Herren sogar Personal in Form eines Stiefelknechtes.

Der Sonnenkönig Ludwig XIV. („Der Staat bin ich.") bezog auch seine Schuhe in seine glanzvolle Selbstdarstellung ein. Die schmale, elegante Passform mit betonter Absatzerhöhung stellte ihn noch nicht zufrieden. So etwas konnte sich jeder wohlhabende Bürger von Paris leisten. Erst durch Gold, Perlen und Brillanten wurden die Schuhe dem absoluten Anspruch des Sonnenkönigs an Prunk und höfische Prachtentfaltung gerecht. Der Einfluss Ludwig XIV. auf die Schuhmode ist ebenfalls bis heute sichtbar, wenn man das Angebot der Nobelmarken (zum Beispiel Versace) betrachtet.

Der folgende Eindruck ist kaum von der Hand zu weisen: Nicht die Anatomie und Funktion des Fußes sind für die Konstruktion des Schuhes entscheidend, sondern Mode, Macht und äußere Erscheinung bestimmen den bodennahen Aufbau des Menschen. Wie im Märchen

Nicht die Anatomie des Fußes bestimmt die Konstruktion des Schuhes, sondern Mode, Macht und äußere Erscheinung.

„Aschenputtel" hat sich der Fuß dem Schuh anzupassen. Diese Einstellung hat sich bis in unsere Zeit erhalten. Legionen von Fußpflegerinnen versuchen mit Feilen, Zangen, Messern und Raspeln, die modebedingten Schäden der Füße in Grenzen zu halten, ein endloses Unterfangen … Nicht wenige Trägerinnen und Träger

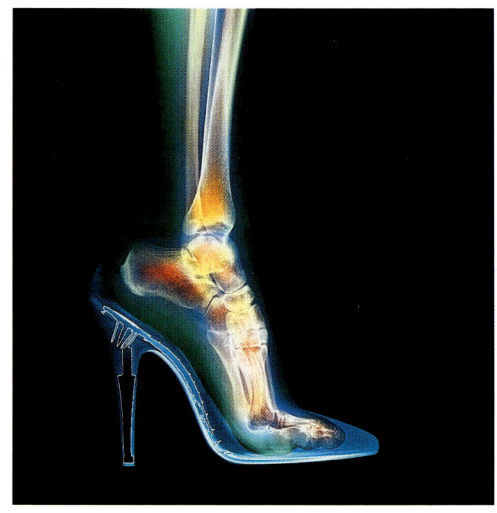

Das Röntgenbild zeigt deutlich, wie das Fußskelett mit hohen Absatzschuhen verformt wird.

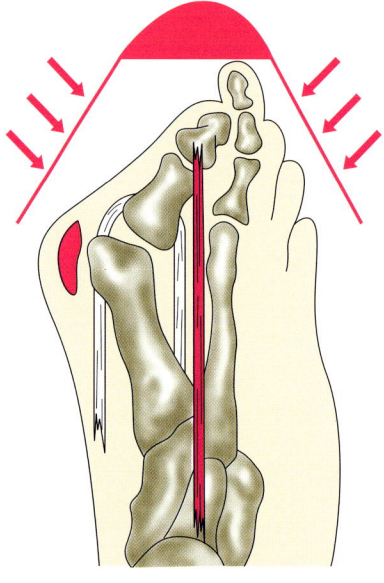

Hallux nennt der Arzt die Großzehe („dicke Zehe"). Hallux valgus (Ballengroßzehe, X-Großzehe) bezeichnet eine Fehlstellung der Großzehe, die häufig durch zu enge Schuhe mit hohen Absätzen entsteht. Dabei ist die Großzehe in Richtung der Nachbarzehe verzogen, drängt diese entweder ab oder unter- bzw. überkreuzt sie. Der Großzehenballen tritt dabei stärker hervor, setzt Hornhaut an oder entwickelt Druckstellen.

einzwängender Modeschuhe sind sogar bereit, das Risiko einer Hallux-valgus-Operation einzugehen, bei der immerhin das Grundgelenk der Großzehe operativ entfernt werden muss, damit sie wieder gerade steht.

Was haben modebewusste Frauen eigentlich verbrochen, dass ihre Füße mit zu schmalen Schuhen und zu hohen Absätzen „gefoltert" werden? Immerhin bleibt durch diese modebedingte Zwangsposition der Füße ein Teil ihrer Leistungsfähigkeit und Gesundheit auf der Strecke. Etwas drastischer formuliert: *Sie machen ihre Füße damit kaputt.* Als einziger Ausweg bleibt nur die stille Selbstbefreiung in unbeobachteten Situationen, die man im Caféhaus oder Theater gelegentlich beobachten kann, wenn unter dem Tisch oder im Dunkeln die „Fußzange" heimlich entfernt wird.

Bis vor einigen Jahren galt der Absatzschuh, Buhmann Nr. 1 dieses Ratgebers, als angesagte Fußbekleidung. Das ist heute nicht mehr unbedingt der Fall. Im Bereich des Alltagsschuhs (Casual wear) hat sich bei beiden Geschlechtern die laufschuhähnliche Form weitgehend durchgesetzt. Sogar der elegante Herren- und Damenschuh der Saison 2000/2001 macht mehr und mehr Anleihen beim Laufschuhformat. Ich habe – allerdings meist im Hochpreissegment – auch schon Schuhe mit korrekt abgerundeten Absätzen und tief gelegter Ferse gesichtet, was für die Zukunft hoffen lässt.

vorbereitende Streckphase mit Aktivierung der vorderen Schienbeinmuskulatur und der Fußstrecker vor dem Absetzen des Vorderfußes entfällt ganz. Elegantes, schwungvolles Gehen setzt aber diese Streckphase voraus, weil die Wadenmuskeln in dieser Phase vor ihrer eigenen Aktivierung gedehnt und mit Sauerstoff versorgt werden sollen. Die Dehnung der Wadenmuskeln bereitet die Rückschwungphase des gesamten Beines vor, in der die Wadenmuskeln

Der Absatzschuh unterbindet den Swinggang schon im Ansatz, indem er den Schwung aus der Bewegung nimmt.

Gehen und Laufen im Zeitalter des Absatzschuhs

Aus der Sicht der Fuß- und Gehphysiologie ist der Absatzschuh eine glatte Fehlleistung. Die durch ihn erzwungene Spitzfußstellung behindert die allseitige Bewegung im oberen Sprunggelenk, die sich nun im Grunde auf das Absenken des Vorfußes beschränkt. Die bewegungs-

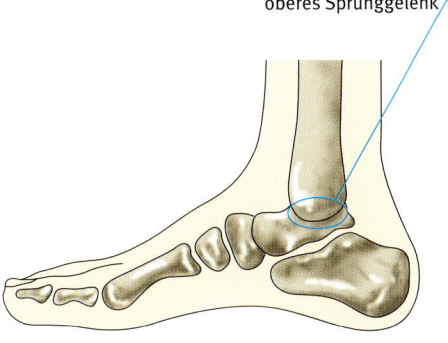

oberes Sprunggelenk

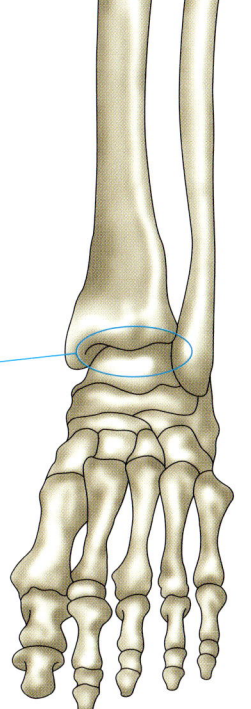

Das obere Sprunggelenk schafft die Verbindung zwischen dem Sprungbein des Fußes einerseits und dem Schienbein (Innenknöchel) sowie dem Wadenbein (Außenknöchel) andererseits. Dieses Scharniergelenk zwischen drei Knochen ermöglicht das Heben und Senken des Vorfußes.

dann angespannt werden. Die ausgeprägte Rückschwungphase ist wiederum die Voraussetzung einer schwungvolle Bewegung nach vorne. Auf diese Weise entsteht der federnde Swinggang, eine Art Rollbewegung mit ähnlichen mechanischen Kriterien wie beim Rennreifen in der Formel-1. Halten wir hier fest, dass der Absatzschuh diesen Gehstil schon im Ansatz unterbindet, indem er den Schwung herausnimmt.

Jede Bewegung lebt aber vom Schwung der Gegenbewegung. Ein Boxhieb zeigt nur dann Wirkung, wenn der Schlagarm zuvor schwungvoll ausholt. Auch der Swinggang besticht durch seine schwungvolle Bein- und Fußbewegung, wobei jeder Schritt zunächst mit einer schwungvollen Gegenbewegung nach hinten beginnt und erst aus diesem Schwung heraus die Vorwärtsbewegung erfolgt. Das Gehen mit Absatzschuh lässt aber im Großen und Ganzen nur die vordere Beinbewegung zu, da nach dem Absatzkontakt mit dem Boden das Gewicht überfallartig auf den Mittel- und Vorfuß verlagert und ein deutlicher Vertikalschub ausgelöst wird. Dieser nur nach vorn ausgerichtete Spitzfußgang entspricht, wie schon angedeutet, der heute weit verbreiteten eindimensionalen Zielorientierung. Dass die Laufmuskeln ihre Energie erst aus der gegenläufigen Schwungbewegung der Beine gewinnen und mithilfe des mechanischen Schwunges weit ökonomischer eingesetzt werden können, dieser wesentliche Aspekt des gesunden und weniger ermüdenden Gehens und Laufens ist uns in der Praxis leider abhanden gekommen.

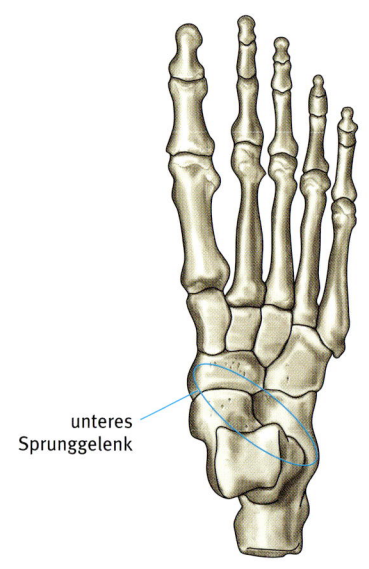

unteres
Sprunggelenk

Das untere Sprunggelenk des Fußes arbeitet mit dem oberen eng zusammen und ist auch an der richtigen Abrollbewegung des Fußes beim Gehen und Laufen beteiligt. Es besteht aus zwei kooperierenden Gelenkanteilen zwischen dem Sprungbein und dem Fersenbein sowie zwischen dem Sprungbein und dem Kahnbein des Mittelfußes. Das untere Sprunggelenk ermöglicht das Einwärts- und Auswärtskanten des Fußes. Das Einwärtskanten, bei dem der innere Fußrand angehoben wird, findet bei gesenktem Vorfuß statt, das Auswärtskanten mit Anheben des äußeren Fußrandes bei gehobenem Vorfuß. Das obere und untere Sprunggelenk zusammen ermöglichen eine allseitige Beweglichkeit des Fußes.

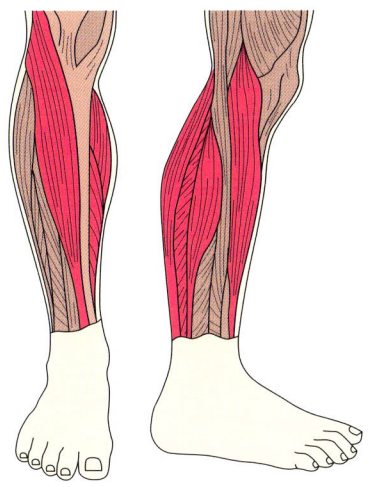

Die Spitzfußstellung, die der Absatzschuh erzwingt, wird auch durch die planierten Beton-, Stein- und Asphaltböden gefördert, die der moderne Mensch fast überall vorfindet. Auf dem natürlichen Untergrund von Wald-, Feld- und Wiesenwegen dagegen wechselt das Oberflächenprofil permanent zwischen Vertiefung und Erhöhung, sodass der Fuß in variablen Positionen zwischen Spitzfuß- und Streckstellung pendelt. Die direkte Folge ist ein häufiger Wechsel der Anspannung und Entspannung zwischen der Schienbein- und der Wadenmuskulatur. Der absatzbetonte Spitzfußgang auf monoton gestalteten

Gehen und Laufen auf hartem, glattem Untergrund ermüdet schnell.

Die Muskulatur des Unterschenkels lässt sich grob in eine vordere Streckergruppe, eine hintere Beugergruppe und eine äußere Wadenbeingruppe unterteilen. Die Streckergruppe ist mit dem Schienbein, dem stärksten Unterschenkelknochen, verbunden und wird auch als Schienbeinmuskulatur bezeichnet. Die Beugergruppe entspricht der Wade und heißt daher auch Wadenmuskulatur. Die Schienbeinmuskulatur streckt die Zehen und hebt den Vorfuß. Die Wadenmuskulatur senkt den Vorfuß und ist an der Zehenbeugung beteiligt. Beide Muskelgruppen wirken auch beim Einwärts- und Auswärtskanten des Fußes mit.

Gehwegen provoziert dagegen eine anhaltende Stressspannung der Wadenmuskeln bei gleichzeitiger Unterforderung und Überdehnung der Schienbeinmuskulatur. Gehen und Laufen auf hartem, glattem Untergrund ermüdet daher schnell.

Die erzwungene Spitzfußposition wirkt sich aber nicht nur an Fuß und Unterschenkel aus. Wegen des so genannten Sprungfedersystems der Bein-Wirbelsäule-Achse (siehe Seite 47) werden zwangsläufig auch die weiter oben angesiedelten Bein- und Wirbelsäulengelenke in Mitleidenschaft gezogen. Das beginnt beim Kniegelenk und setzt sich über das Hüftgelenk bis zur Wirbelsäule fort. Die richtige Gehtechnik – Swingen statt Stöckeln – sorgt daher auch dafür, dass die wichtigen Bein- und Wirbelsäulengelenke ihren Dienst bis ins hohe Alter ordnungsgemäß verrichten.

Naturzustand Teil 1 – Superentspannung in pränataler Zeit

Vielfach wird der Naturzustand als Paradies oder Goldenes Zeitalter dargestellt, in dem noch alles in Ordnung war und zu dem man nur zurückkehren müsste, damit wieder alles in Ordnung käme. Dieser Eindruck soll hier erst gar nicht aufkommen. Der Naturzustand hat die Menschen ja gerade erst dazu bewogen, sich Ledersohlen an die Füße zu schnallen, um nicht in giftige Seeigelstacheln zu treten oder sich an scharfen Felskanten zu verletzen. Dennoch kann der Blick zurück in einen naturnäheren Zustand der Existenz lehrreiche Schlaglichter auf zivilisationsbedingte Fehlentwicklungen, Verbiegungen und Verkümmerungen werfen.

Das Kind lernt schon im Mutterleib, dass es sich in tiefer Hockposition optimal entspannen kann.

Blicken wir also zurück auf die individuelle Herkunft und Entwicklung des Menschen: In den ersten neun Monaten seiner Existenz im Schoß seiner Mutter erlebt der Mensch eine umfassende Geborgenheit und tiefe Entspannung, rundum gut versorgt mit Sauerstoff und Energie bei gleich bleibender Temperatur, sorgfältig ummantelt unter dem pochenden Herzen der Mutter. Diese Ausgangssituation prägt das kleine Wesen, dessen Gehirn schon ab der 12. Woche über periphere Reizbahnen Impulse empfangen, verarbeiten und speichern kann. Für die Reizbildung in dieser Phase sind zwei Reizquellen besonders wichtig,

▌ zum einen die Impulse der Dehnungs- und Spannungsrezeptoren in der Muskulatur des werdenden Kindes, die von seiner Entspannungshocke ausgehen, und

▌ zum anderen die akkustischen Reize der Atmung und des Herzschlages der Mutter mit ihrem typischen, ständig wiederholten (repetitiven) Grundmuster.

Das kindliche Gehirn speichert auf diesem Wege zwei für das spätere Leben entscheidende Lernprogramme. Das Kind hat schon im Mutterleib gelernt, dass es sich in zusammengekauerter Hockposition optimal entspannen und erholen kann. An dieses „Wissen" kann es im späteren Leben anknüpfen, um Stress abzubauen. Weil sein vorgeburtlich geprägtes Lernprogramm die tiefe Entspannung auch mit dem repetitiven Vorgang der Atmung und des Herzschlags verbindet, wird Stressabbau im späteren Leben leicht mit Vorgängen identifiziert, die eine stän-

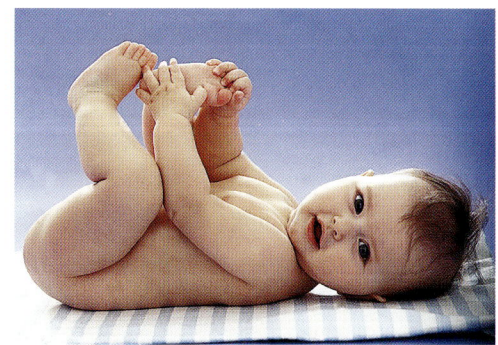

dige Wiederholung beinhalten. Frühe Lernvorgänge mit ihrer besonders starken und auch emotional prägenden Wirkung können im späteren Leben sehr schön für Entspannungsübungen und -programme genutzt werden.

Die tiefe Entspannungshocke des Kindes im Mutterleib wie auch der Naturvölker (siehe Seite 30) mit ihrer Konzentration um den Körpermittelpunkt – den Ursprungsort der Lebensenergie im fernöstlichen Körperverständnis – vermittelt Ruhe und Erholung und ist gleichsam eine Schutzstellung gegen die bedrohliche Umwelt.

Wiederholungen sind ein weiteres wichtiges Mittel auf dem Weg zur tiefen Entspannung. Beim repetitiven Meditationstraining, einer häufig geübten Form der Meditation, dient die ständige Wiederholung einer Bewegung, zum Beispiel das Pendeln des Oberkörpers, oder eines Lautes dazu, die Tätigkeit des Gehirns zu fokussieren und das aktuelle Bewusstsein auszuschalten. Instinktiv handelt jede Mutter nach dem Schema des repetitiven Meditationstrainings: Sobald der Säugling auf ihren Armen unruhig wird oder zu schreien anfängt, wiegt sie ihn hin und her. Alle Kinder dieser Welt werden auf diese Weise in den Schlaf gewiegt, nicht selten begleitet von Wiegenliedern, die durch ihre ebenfalls repetitiven Grundmuster beruhigend wirken. Kinder, die allein und von der Pflege vernachlässigt in Waisenhäusern aufwachsen, stehen oder sitzen in ihren kleinen Gefängnissen, den Gitterbettchen, und drücken ihr Elend mit ständig wiederholten Körperbewegungen aus, um es ein wenig besser zu ertragen.

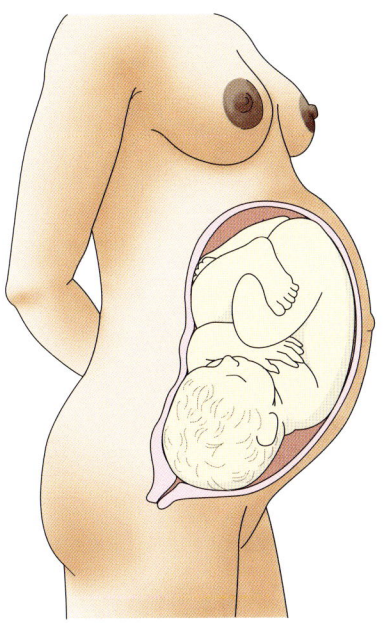

Entspannungstechniken, die auf der frühkindlichen Prägung beruhen, sind vermutlich in allen Kulturen fest verankert. Bereits zur Zeit des zweiten Tempels (ca. 400 v. Chr.) praktizierten die Juden das tiefe Entspannungsgebet. Auch dabei sorgen bestimmte körperliche Rituale dafür, dass das aktuelle Bewusstsein ausgeschaltet und äußere Reize abgeblockt werden. Um ihre ganze Aufmerksamkeit auf Gott richten zu können, verfahren die Beter nach folgendem Muster:

▌ Geh in der Stille in die tiefe Entspannungshocke,

▌ wiederhole ein Leitgebet immer wieder,

▌ bewege deinen Körper pendelartig vor- und rückwärts.

Diese Gebetstechnik hat sich bis ins moderne Israel erhalten, wie die Bilder von betenden Juden an der Klagemauer in Jerusalem beweisen.

Die Grundlagen des repetitiven Meditationstrainings und des jüdischen Entspannungsgebetes sind dieselben. Durch unablässige „Wiederholung der Wiederholung" wird das Gehirn in einer Weise fokussiert, dass Negativstress nicht mehr als Belastung wahrgenommen, sondern ausgeblendet wird. Das repetitive Meditationstraining ist ein regelrechtes „Gehirnstretching", das aktuelle „Verspannungen" im Bewusstsein lösen und auslöschen kann. Die Botschaft ist ganz ähnlich wie beim altjüdischen Entspannungsgebet:

▌ Geh in die Stille und versammle dich in tiefer Hocke um den Körpermittelpunkt,

▌ konzentriere dich auf den immer gleichen Vorgang des Ein- und Ausatmens,

▌ schalte das aktuelle Bewusstsein durch ein ständig wiederholtes Leitwort oder -gebet aus, um abschweifende Gedanken auf einen Punkt zu kristallisieren.

Das repetitive Meditationstraining ist ein „Gehirnstretching", das „Verspannungen" im Bewusstsein löst.

Stehen mit Absatzschuhen und durchgedrückten Knien ist rückenbelastend, Stehen in flachen Schuhen und leicht gebeugten Knien ist rückenschonend. Zusammengekauert in tiefer Hocke wird speziell die Rückenmuskulatur gedehnt und neu mit Energie und Sauerstoff versorgt.

Entspannungshocke und Gehen nach Formel-1

Für das richtige Gehen nach Formel-1 hat die tiefe Entspannungshocke eine wichtige Bewandtnis: Nur beim schwungvollen Swinggang, nicht aber beim steifen Spitzfußgang, nähern sich die Gelenkstellungen der unteren Extremitäten dieser körperlichen Entspannungsposition. Ein wesentliches Element des Swinggangs ist ja die rhythmische Entspannung. Wenn der Fuß beim Vorschwingen des Beines durch die Anspannung der Schienbeinmuskulatur angehoben wird, können sich gleichzeitig die Wadenmuskeln entspannen und mit Sauerstoff und Energie versorgen. Der Swinggang ist praktisch die erste Stufe in Richtung tiefe Entspannungshocke. Am Umkehrpunkt des Schwunges werden alle Beingelenke klappmesserartig zusammengelegt. Im Gegensatz zur Spitzfußstellung beim Gehen sind beide Füße nun extrem gestreckt, während die Knie- und Hüftgelenke sich ihren Beugepositionen annähern. Auch beim lockeren, rückenentlastenden Stehen – barfuß oder in flachen Schuhen – nehmen die Gelenke diese entspannte Position andeutungsweise ein.

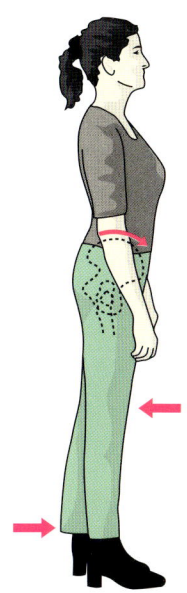
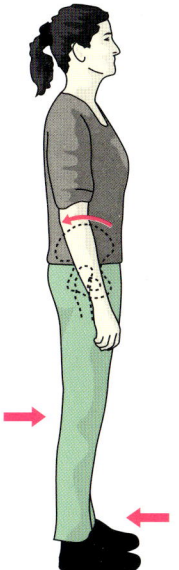
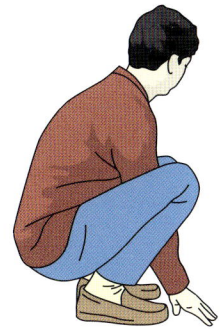

Rückenschmerzen sind häufig die Folge falscher Schuhe.

Beim Stehen mit Absatzschuhen ist diese entspannte Gelenkhaltung nicht möglich. Die Absatzschuhe zwingen beide Füße bei geöffnetem, vergrößertem Sprunggelenkswinkel in Spitzfußstellung. Die unausweichliche biomechanische Folge ist eine Streckung der Kniegelenke. Menschen mit Absatzschuhen stehen mit durchgedrückten Knien da, wobei sie die Last des Körpers häufig nur auf ein Bein übertragen. Wegen der Verkürzung der Hüftbeuge-

muskulatur (siehe dazu Seite 37) kann das Hüftgelenk diese Streckung nicht mitmachen, sodass zwangsläufig die nächst höhere Etage, die Lendenwirbelsäule, mit einer verstärkten Schwingung nach vorne reagieren muss: Das Hohlkreuz belastet die Bandscheiben. Das Endergebnis sind Rückenbeschwerden, die also zumindest teilweise auf kontraproduktivem Schuhwerk beruhen. ... Pfiffe und Buhrufe für den Absatzschuh!

Naturzustand Teil 2 –
die tiefe Entspannungshocke

Typisch für Naturvölker und die Bewohner weiter Teile Asiens ist die tiefe Entspannungshocke, die gelebte Erinnerung an die pränatale Körperhaltung. Sie wird nicht nur in Arbeitspausen, sondern auch im Gespräch untereinander (bei unseren „Sitzungen"), während längerer Arbeitsprozesse und manchmal auch im Schlaf praktiziert. Die tiefe Entspannungshocke ist ein Beweis der exzellenten Elastizität dieser Menschen, die ihren ganzen Körper taschenmesserartig zusammenklappen können. Infolge der außerordentlichen Ge-

Instinktiv zieht sich der Hockende in seinen „imaginären Uterus" zurück, während das Gehirn Ruhe und Entspannung signalisiert.

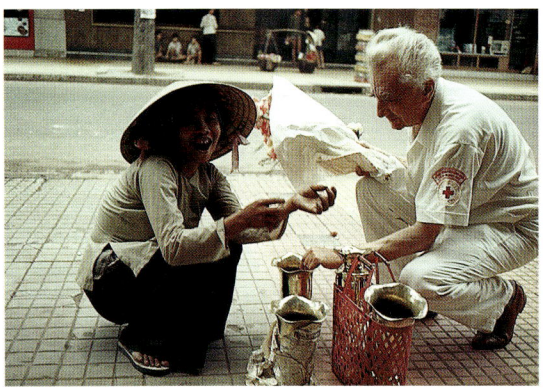

Die „Saigonhocke" Asiens ist ein Beweis der exzellenten Elastizität der Rückenmuskeln und der Achillessehnen. Der Europäer balanciert auf den Vorfüßen und rotiert die Knie meniskusbelastend nach außen.

schmeidigkeit der gesamten Rückenmuskulatur sowie der Waden und Achillessehnen nehmen die Sitzbeinhöcker des Beckens in dieser Hockstellung direkten Kontakt mit beiden Fersenbeinen auf. Beeindruckend in dieser Position ist die gleichmäßige Rundung der gesamten Wirbelsäule, die eine hohe Flexibilität der Rückenmuskulatur bezeugt. Rein instinktiv zieht sich der Hockende in seinen „imaginären Uterus" zurück, während das Gehirn Ruhe und Entspannung signalisiert. Die tiefe Entspannungshocke ist aber auch praktisch: So zusammengekauert bietet man der äußeren Welt, zum Beispiel bei Regenschauern oder Sandstürmen, die geringste Angriffsfläche.

Als Chirurg im Vietnamkrieg war ich immer wieder beeindruckt von dieser ständig gelebten Elastizität. Aus der Sicht des Orthopäden ist die Entspannungshocke ein nachahmenswertes Verhalten mit sehr positiven Folgen. Behandlungsbedürftige Funktionsstörungen der unteren Wirbelsäule und der Achillessehnen sind mir in Vietnam kaum zu Augen gekommen. Ganz im Gegensatz zur Situation in westlichen Industrieländern, wo allein die chronische Stressspannung der Wadenmuskeln zahlreiche orthopädische Interventionen nach sich zieht.

Auch bei uns kann man die Entspannungshocke noch erleben, wenn man mit offenen Augen durch die Welt geht. Kinder im Vorschulalter spielen ebenso gern in der tiefen Entspannungshocke, wie sie für Naturvölker und Asiaten das ganze Leben lang (auch noch im Alter!) selbstverständlich ist. Die Kinder können sich in ihren ersten Lebensjahren nach dem

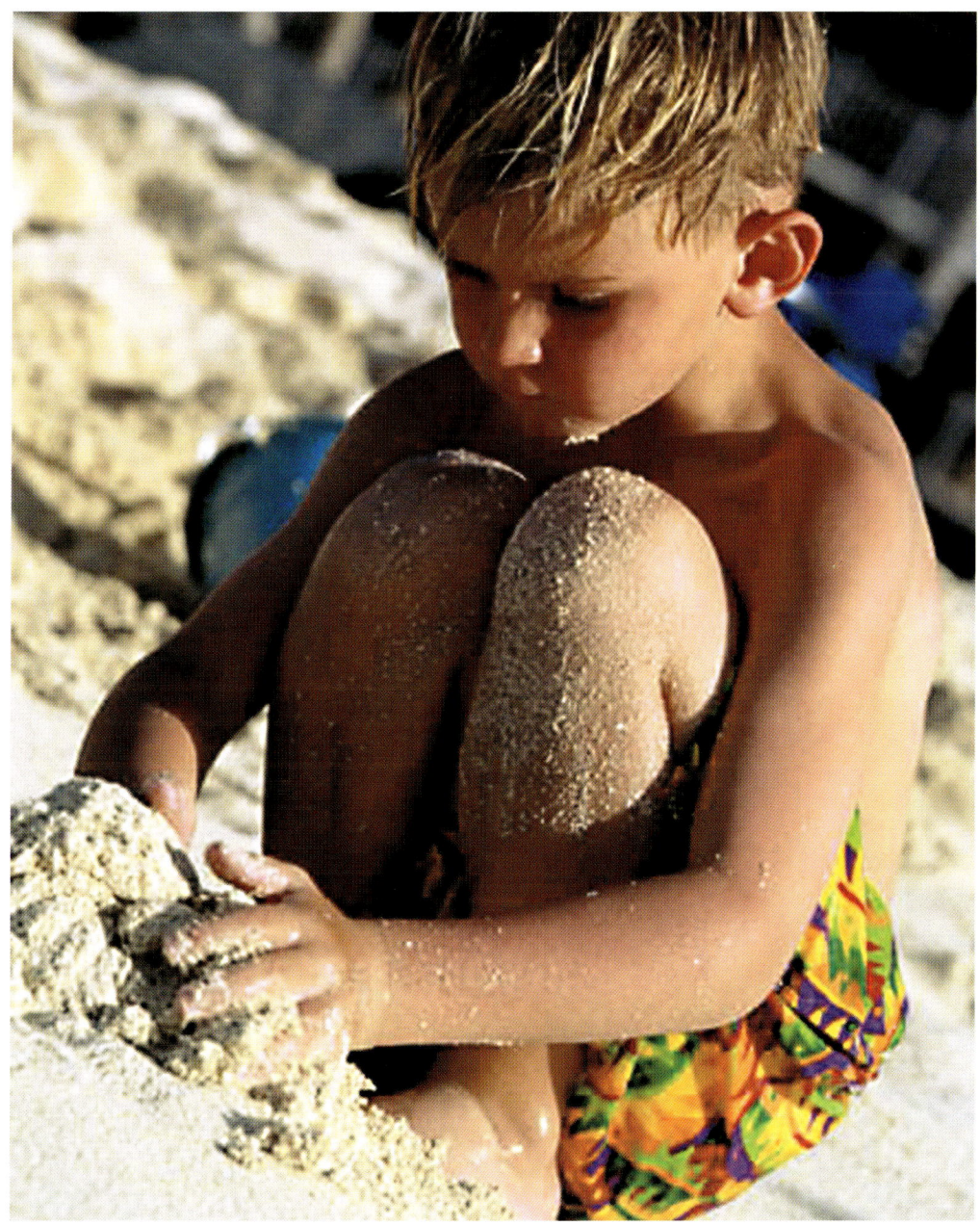

Praktisch bis Schulbeginn beherrschen auch die Kinder Westeuropas die tiefe Entspannungshocke. Das fehlende Vorbild der Eltern, Absatzschuhe und planierte Böden haben sie dann von dieser allseitigen Körperentspannung entwöhnt.

Laufenlernen gar nicht anders verhalten, denn sie kommen ja mit einem Lernprogramm auf die Welt, das die tiefe Entspannungshocke enthält, die normale Körperhaltung in der Gebärmutter.

Vor allem zwei von den Eltern vorgegebene Verhaltensregeln sorgen jedoch dafür, dass die Kinder bald von der tiefen Entspannungshocke wieder abkommen und dass diese aus unserem Alltag verschwunden ist. Leider müssen wir im Laufe dieses Ratgebers immer wieder denselben Grund bemühen: Über die falsche Platzierung des Absatzes unter der Ferse wird eine Spitzfußstellung provoziert, die schon beim Kleinkind zur Verkürzung der Wadenmuskeln und Achillessehnen führt. Zweitens kommt die tiefe Entspannungshocke im Leben der Erwachsenen überhaupt nicht vor, sodass die Kinder keinen Anreiz zur Nachahmung haben.

Ausschlaggebend ist aber, dass die meisten Kinder bereits bei der Einschulung selbst Schwierigkeiten mit der entspannten Hockposition haben. Das ständige Tragen von Absatzschuhen und die nun verlangte monotone Sitzarbeit in der Schule sorgen für einen nachhaltigen Flexibilitätsverlust der unteren Rückenmuskeln, der Hüftbeugemuskeln, der Waden und der Achillessehnen. Dadurch verändert sich die ursprüngliche Entspannungshocke nach und nach. Der Zug der verkürzten Wadenmuskeln bewirkt, dass in der Hocke beide Fersenbeine angehoben werden müssen. Gleichzeitig werden beide Kniegelenke nun nicht mehr einfach gebeugt, sondern zusätzlich nach außen gedreht (Außenrotation), wodurch der Innenmeniskus überlastet wird. Die Kniegelenke aber sind als reine Scharniergelenke im

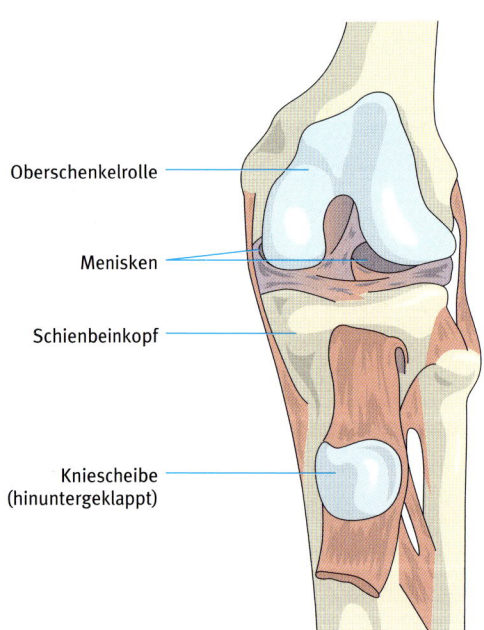

Oberschenkelrolle

Menisken

Schienbeinkopf

Kniescheibe
(hinuntergeklappt)

Das Kniegelenk ist ein Scharniergelenk, das vor allem eine Beugung und Streckung ermöglicht. Bei gebeugtem Knie lässt es auch eine geringe Drehung um die Längsachse zu. Der Knorpel der Kniegelenkfläche wird durch speziell geformte Knorpelteile, die Menisken, verstärkt. Der Innenmeniskus ist halbmondförmig und der Außenmeniskus fast rund. Das Kniegelenk hat eine Gelenkkapsel und ein System von Bändern, die durch ihre Zugrichtung die Bewegung führen und begrenzen. Eine Besonderheit am Kniegelenk ist die bewegliche Kniescheibe, ein runder, flacher Knochen vor dem Knie. Sie leitet die Sehne des stärksten Oberschenkel-Streckmuskels über das Kniegelenk hinweg auf den Unterschenkel.

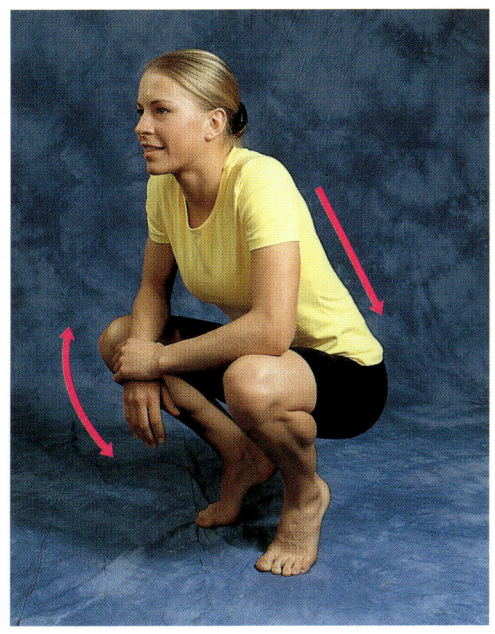

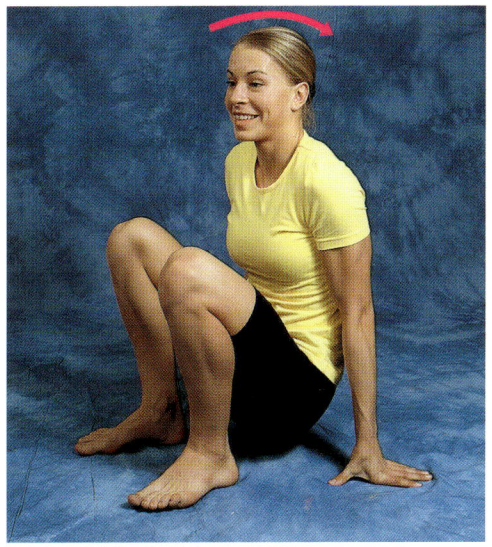

Großen und Ganzen nur für eine frontal gerichtete Beugebewegung ausgerüstet. Bei der Außenrotation wird neben dem Innenmeniskus auch die Kniescheibe vorzeitig verschlissen.

In der „Krampfsituation" der erzwungenen Hocke ist die Wirbelsäule insgesamt brettartig aufgerichtet. Der gleichmäßige Bogen der tiefen Entspannungshocke kommt nicht mehr zustande, weil die untere Rückenmuskulatur durch unsere langen Sitzphasen geschwächt und auch zunehmend verkürzt ist.

Der Versuch, die beiden Fersenbeine in verkrampfter Hockposition auf den Boden zu stellen, wird nun nach den unerbittlichen Regeln der Mechanik mit dem Sturz auf den Rücken bestraft, weil die verkürzten Waden- und Rückenmuskeln den Körperschwerpunkt nach hinten verlagern.

Wir haben uns also die Fähigkeit zur tiefen Entspannungshocke bereits im Schulalter verscherzt und damit das Urerlebnis der ersten Körperposition, in der wir glücklich und behütet leben konnten, aus unserem Repertoire gestrichen. Schuld daran ist nicht allein der Absatzschuh (Schimpf und Schande über ihn!), sondern auch unsere Lebensführung mit übertriebener Sitzdisziplin und unser insgesamt *achtloses* Bewegungsverhalten.

Die Versicherungsträger in unseren Breiten erkennen den Meniskusschaden am Knie inzwischen als Berufskrankheit an, wenn Bodenarbeit ständig in krampfhafter Hockposition geschieht, obwohl dies bekanntermaßen falsch ist, da der Meniskusschaden unter dieser Bedingung mit fast naturwissenschaftlicher Zuverlässigkeit eintritt und durch die richtige Prävention zu verhindern wäre. Die ständige Suche nach Einsparpotenzialen im Gesundheitswesen ist lächerlich, solange die Vorbeugung nicht wirklich ernst genommen wird …

Die „europäische Krampfhocke" ist die Momentaufnahme eines biomechanisch ungünstigen Belastungsvorganges im Knieinnenraum: Der Innenmeniskus wird in den rückwärtigen Knieraum gedrängt, kann diese Bewegung aber nur unvollkommen mitmachen, weil er mit dem Kapselbandapparat des Kniegelenkes fest verbunden ist. Kommen nun die Druckkräfte des ganzen Körpergewichtes und die Scherkräfte durch die Außenrotationsstellung beider Kniegelenke hinzu, wird die halbmondförmige Knorpelscheibe des Innenmeniskus regelrecht in die „Knochenzange" zwischen Schienbeinkopf und Oberschenkelrolle genommen und zerquetscht.

Das gelenkschonende Verhalten bei der Arbeit wird in unserer modernen, schnelllebigen Zeit immer mehr vernachlässigt. Die Melker früherer Jahre gingen bei ihrer diffizilen Arbeit unter dem Bauch der Kuh noch vorsichtig mit ihren Gelenken um. Auf ihrem niedrigen Melkschemel imitierten sie die tiefe Entspannungshocke. In dieser Position waren die Knie scharnierartig nach vorne ausgerichtet und wurden

Was ich Ihnen rate

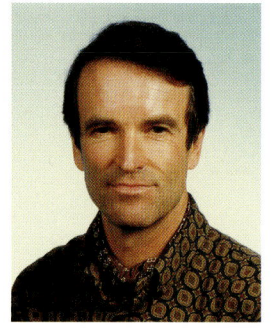

Wenn Sie eine Knie oder Rücken belastende Arbeit haben, sollten Sie die entlastende Entspannungshocke bzw. die entlastende Sitzposition auf einem niedrigen Hocker ausprobieren. Falls Ihre Elastizität diese Körperhaltungen zunächst nicht zulässt, empfehle ich Ihnen die Übungen zum Intensivstretching in diesem Buch. Sie werden Ihnen nach und nach eine schonende Bodenarbeit gestatten.

so gleichzeitig dem massiven Körperdruck entzogen. Leider ist die entlastende Entspannungshocke bei tiefer Bodenarbeit heute die absolute Ausnahme. Erst ein einziges Mal bekam ich die Chance, einen Fliesenleger zu erleben, der bei seiner schweren Bodenarbeit auf einem niedrigen Hocker saß. Auf meine Frage nach dem Grund für seine heute doch ungewöhnliche Arbeitsweise bekam ich die Antwort: „Unser alter Chef war für mich in dieser Hinsicht ein Vorbild, und nachdem ich seinen Rat befolge, kenne ich keine Knie- und Rückenprobleme mehr."

Dysbalancen im Absatzschuh

„Formel-1"-Konstrukteure, die in den runden Lauf der hinteren Kommissur eines Rennreifens einen Keil treiben würden, würden auf der Stelle gefeuert. Uns Menschen, die wir von Natur aus einen schwungvollen Abrollgang nach „Formel-1" besitzen, begleitet dieser Keil in der hinteren Kommissur jedoch oftmals ein Leben lang – in Form der Absätze unserer Schuhe. Die Folge ist bekannt: Aus dem beschwingten Gang des Barfußläufers wurde zwangsläufig ein hölzern stöckelnder Spitzfußgang.

In diesem Abschnitt möchte ich Ihnen die bedauerlichen Komplikationen und Folgestörungen vorstellen, die aus dieser Fehlentwicklung resultieren. Zunächst sind es die bereits angeführten muskulären Dysbalancen, die Störungen des Muskelgleichgewichts an der Fuß- und Unterschenkelmuskulatur:

▌ der anhaltende Spannungszustand der Wadenmuskeln und der Achillessehne,

▌ die Verkürzung der Fußsohlenfaszie (Sehnenplatte an der Fußsohle) und der Zehenbeugemuskeln sowie

▌ die chronische Überdehnung und Schwächung der Schienbeinmuskulatur.

Aus dieser komplexen Störung des muskulären Gleichgewichts gehen Abnutzungserkrankungen und Verletzungen hervor, die dem Verlauf der verkürzten Muskelschlinge perlschnurartig folgen und Erscheinungsformen der modernen Berufskrankheit RSI (Repetitive Strain Injury) sind. R = Repetitive steht dabei für die wiederkehrende Bewegungsbelastung, S = Strain für die hierdurch provozierte Stressspannung und I = Injury schließlich für die Erkrankung oder Verletzung durch einseitige Überbeanspruchung. Es handelt sich dabei um die folgenden Funktionsstörungen direkt an den betroffenen Muskel-Sehnen-Gruppen:

▌ Muskelzerrungen und -risse in der Wadenmuskulatur

▌ Schmerzen an der Achillessehne (Achillodynie) bis hin zum Riss der Sehne (Achillessehnenruptur). Über die Achillessehne setzt die Wadenmuskulatur an der Ferse an.

▌ Bildung eines Knochenspornes am Fersenknochen durch übermäßige Sehnenspannung

▌ Dupuytrensche Kontraktur der Fußsohle durch Verkürzung der Fußsohlenfaszie

▌ Krallenzehen (Zehen 2-5) durch Verkürzung der Zehenbeugemuskeln. Die Zehen bleiben in Beugeposition fixiert, wobei ein Knick im mittleren Zehengelenk sichtbar wird.

▌ Tarsaltunnelsyndrom mit Verengung der Durchtrittsstelle (Tarsaltunnel) des hinteren Schienbeinnerven und mit den Folgen der Nervenschädigung (Empfindungsstörungen, Missempfindungen, Muskelschwäche)

Der Gelenkschaden, der aus der Spitzfußstellung entsteht, setzt sich über drei „Etagen" bis in die Wirbelsäule fort.

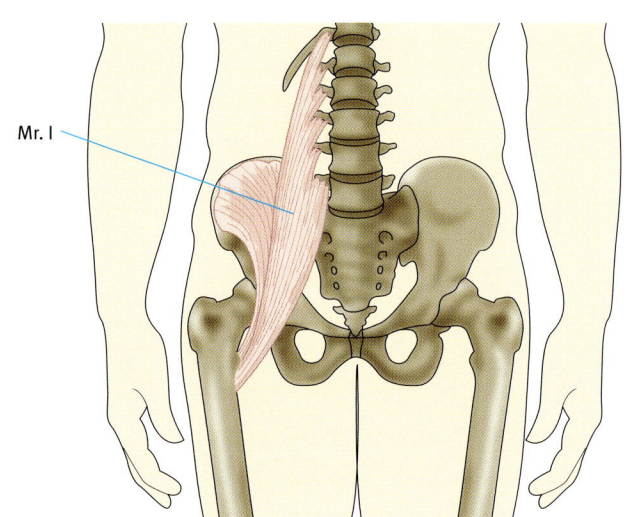

Mr. I

Mr. I. alias Hüftlendenmuskel ist der wohl wichtigste Laufmuskel des Menschen. Er beugt das Hüftgelenk und kann von seinem Ursprung her die Wirbelsäule unter Druck setzen, indem er sie in eine verstärkte Hohlkreuzposition zieht.

Damit aber nicht genug. Muskuläre Dysbalancen wirken sich nicht nur an den direkt betroffenen Muskel-Sehnen-Gruppen, sondern auch auf die zugeordneten Gelenke aus, die nun nicht mehr bestimmungsgemäß zentral, sondern betont randständig belastet werden. Wenn aber die Randzonen eines Gelenkes über längere Zeit fehlbelastet werden, wird der schützende Knorpelüberzug, der hier dünner als im Gelenkzentrum angelegt ist, durch Druck und Abrieb verschlissen. Der Gelenkschaden, der aus der absatzbetonten Spitzfußstellung entsteht, bleibt nicht auf die nahe liegenden Sprunggelenke des Fußes beschränkt, sondern setzt sich über drei „Etagen" bis in die Wirbelsäule fort:

❚ Etage 1 nach dem „Erdgeschoss" der Fußgelenke ist das Kniegelenk: Nach dem Sprungfederprinzip (siehe Seite 47) bewirkt die Öffnung des unteren Segmentes – hier die Spitzfußposition mit vergrößertem oberen Sprunggelenkswinkel – gleichzeitig die Öffnung des nächst höheren Segmentes. Die Kniegelenke werden in der absatzbetonten Spitzfußposition verstärkt in Streckstellung belastet, was Kniegelenksarthrosen (den Gelenkknorpelverschleiß im Kniegelenk) begünstigt.

❚ Etage 2 ist das Hüftgelenk, ein Pfannengelenk zwischen der Hüftgelenkspfanne des knöchernen Beckens und dem Gelenkkopf des Oberschenkelknochens. Es wird ebenfalls an seinen Gelenkrändern fehlbelastet, was zur vorzeitigen Ausbildung einer Hüftgelenksarthrose beiträgt.

❚ Besonders unvorteilhaft wirkt sich die Spitzfußposition in Etage 3, der Lendenwirbelsäule, aus. Infolge der Stressspannung und Verkürzung des wichtigen Hüftlendenmuskels wird die Lendenwirbelsäule verstärkt nach vorn geschwungen. Diese Hohlkreuzstellung zieht Bandscheibenschäden und weitere Veränderungen an den Wirbelsäulengelenken nach sich.

Die Sache mit Mr. I. – Dysbalance im Hüft-Becken-Bereich

Wir wollen uns in diesem Abschnitt etwas genauer auf den Etagen 2 und 3 der muskulären Dysbalance umschauen. Einer der „Hauptbewohner" dieser Etagen ist ein geheimnisvoller Muskel, der sich der direkten Kontrolle entzieht, weil man ihn weder sehen noch ertasten kann. Wir wollen ihn im Folgenden den „geheimnisvollen Mr. I." (kurz: Mr. I.) nennen. Mit bürgerlich-anatomischem Namen heißt dieser unterarmstarke Muskelmotor, der tief verborgen im Becken rechts und links von der Wirbelsäule verläuft, Musculus iliopsoas bzw. Hüftlendenmuskel.

Mr. I. besteht aus mehreren Teilen. Mit einem fächerförmigen Teil entspringt er von der Beckenschaufel und mit einem kompakten Teil von der Vorderkante des 1.–4. Lendenwirbel-

körpers. Im weiteren Verlauf bilden diese Teile eine gemeinsame Sehne und setzen in der Nähe des Hüftgelenks am Oberschenkelknochen an. Der kräftige Mr. I. ist damit unter anderem in der Lage, das Bein beim Gehen und Laufen anzuheben und das Hüftgelenk zu beugen. Wenn das Hüftgelenk beim Stehen fixiert ist, kann Mr. I. die untere Wirbelsäule nach vorne und seitlich verlagern.

Mr. I. ist der wichtigste Geh- und Laufmuskel des Menschen und übrigens auch des Hasen und vieler weiterer Spezies. Hasen können deshalb so rasant sprinten und Haken schlagen, weil sie über einen wesentlich stärkeren Mr. I.

> **Mr. I. ist der wichtigste Laufmuskel des Menschen.**

als wir Menschen verfügen. Mr. I. als wichtigster Laufmuskel des ursprünglichen Laufwesens Mensch leidet sehr darunter, dass aus dem Laufwesen mehr oder weniger ein Sitzwesen geworden ist. Übermäßig langes Sitzen provoziert

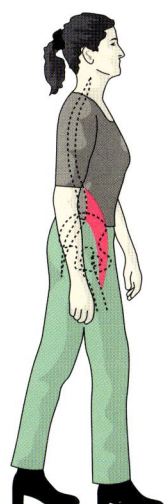
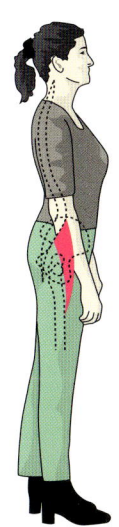
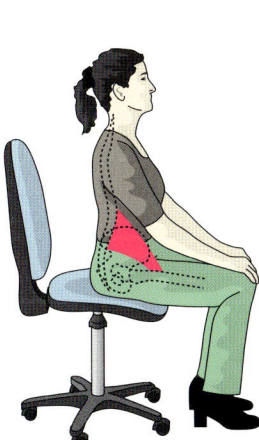

> **Mr. I. wird durch Sitzen und Vorfußgehen belastet und verkürzt. Im Stehen resultiert dann automatisch durch die verstärkte Hohlkreuzposition eine bedenkliche Bandscheibenbelastung.**

nämlich eine komplexe muskuläre Dysbalance im Beckenbereich:

❚ Durch die anhaltende 90-Grad-Beugestellung beider Hüftgelenke beim Sitzen entsteht eine permanente Verkürzung des Mr. I. Das hat zur Folge, dass die Wirbelsäule und das Becken beim Stehen in Hohlkreuzposition geraten.

❚ Außerdem bewirkt die chronische Stressspannung von Mr. I., dass beim Gehen und Laufen nur noch eine unvollkommene Hüftstreckung gelingt.

Der geheimnisvolle Mr. I., den wir durch unser ausgeprägtes Sitzfleisch sozusagen einen Kopf kürzer gemacht haben, spielt in der muskulären Balance des Beckens, der Hüftgelenke und der Wirbelsäule die erste Geige. Seine chronische Stressspannung überträgt sich direkt auf die Lendenwirbelsäule und zieht sie in eine die Bandscheiben belastende Hohlkreuzposition. Dieser Zustand wäre noch einigermaßen zu ertragen, wenn die muskulären Gegenspieler von Mr. I. einen kräftigen Gegenzug setzen könnten. Die Muskelverkürzung in einer komplexen Gelenkeinheit lässt sich nämlich zum einen durch gezielte Dehnung und zum anderen durch Kräftigung der Gegenspieler beseitigen. Die direkten Gegenspieler von Mr. I. sind zwei bemerkenswerte Muskelpakete:

❚ die gerade und schräg verlaufende Bauchmuskulatur und

❚ die kräftige Gesäßmuskulatur, die auch als „Treppensteiger" bezeichnet wird.

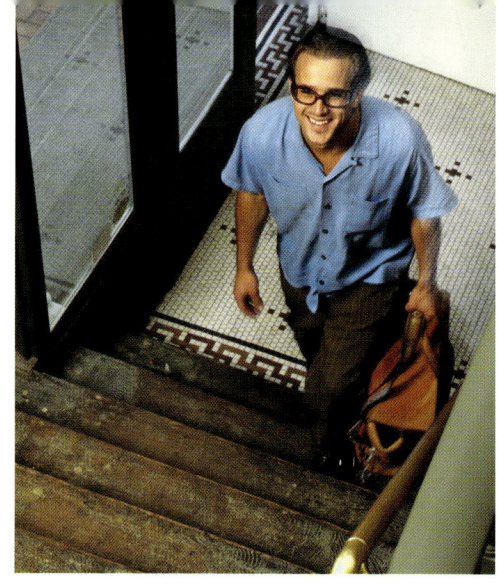

Treppen steigen stärkt unsere „Treppensteigermuskeln".

Leider, leider ist aber von diesen Gegenspielern in vielen Fällen kein großer Effekt zu erwarten, da sie beim Sitzen und Rolltreppenfahren ebenfalls kaum noch trainiert werden. Die Grundausrichtung des modernen Lebens steht der muskulären Balance im Bereich von Hüftgelenk und Wirbelsäule direkt im Wege. Solange wir im täglichen Leben alle möglichen Erleichterungen in Anspruch nehmen, sind die negativen Folgen unausweichlich:

❚ Langes Sitzen in Beugeposition der Hüftgelenke begünstigt die Stressspannung von Mr. I.

❚ Die Schonung der Gesäßmuskulatur durch langes Sitzen, Lifts und Rolltreppen schafft keinen Ausgleich für diese Stressspannung.

❚ Bewegungsmangel und kalorienreiche Ernährung begünstigen das Wachstum der Fettpolster am Bauch. Diese verstärken das Hohlkreuz und die damit verbundene Verkürzung der unteren Rückenmuskulatur.

Mr. I. und „Formel-1 des Gehens"

Die „Formel-1 des Gehens" und die Stress-spannung von Mr. I. haben viel miteinander zu tun. Einerseits ist der rund laufende Swing-gang nur dann möglich, wenn das belastete Bein durch eine schwungvolle Gegenbewe-gung nach hinten aus dem Hüftgelenk heraus unterstützt wird. Andererseits wird Mr. I. beim Swinggang durch eine optimal getimte und schwungvolle Streckung im Hüftgelenk gedehnt und damit aus seiner Stressspannung befreit. Sie haben also zwei Möglichkeiten, um Mr. I. zu entfesseln: erstens durch die betonte Hüftstreckung bei Swinggang und zweitens durch das Training der Bauch- und Gesäß-muskulatur. Wenn Sie beides versuchen, liegen Sie garantiert richtig. Denken Sie immer

daran: Ein Mr. I. unter Stress ist der eigentliche Totengräber der Bandscheiben.

Zu einem schwungvollen Gang gelangen Sie nur durch Ausgleich der muskulären Dysbalan-cen, durch Dehnung der stressverspannten Muskeln (Intensivstretching) und durch Kräfti-gung der muskulären Gegenspieler (Antago-nistentraining).

Im Hüft-Wirbelsäulen-Bereich lautet Ihre Devise: Dehnen Sie Ihren Mr. I. und Ihre Streckmuskeln am Oberschenkel und kräftigen Sie Ihre Bauch- und Gesäßmuskulatur. Im Fuß-Unterschenkel-Bereich heißt es: Dehnen Sie Ihre Wadenmuskulatur, Achillessehne, Fuß-sohle und alle Zehenbeuger und kräftigen Sie Ihre Schienbeinmuskeln.

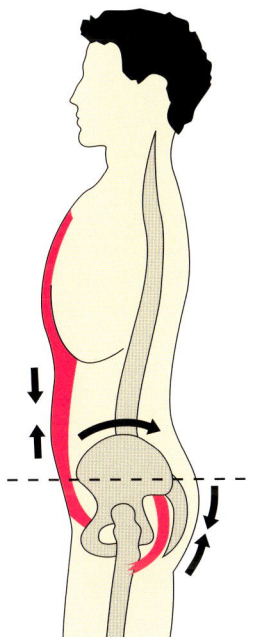
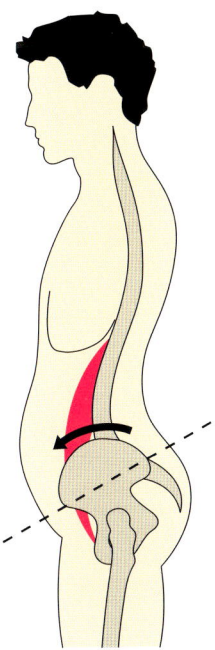

Die Gegenspieler (Antagonisten) von Mr. I. sind die Bauch- und Treppensteiger-muskeln (Gesäßmus-keln), die jedoch durch Schonung oft abge-schwächt sind.

Nicht unter „ferner liefen" – die wichtigen Schienbeinmuskeln

Die Schienbeinmuskeln gehören vermutlich zu den am wenigsten beachteten, für unser Wohlbefinden aber wichtigen Leistungsträgern des Körpers. Die gezielte Kräftigung dieser im Allgemeinen unterforderten Muskelpartie hat für das Gehen nach Formel-1 eine beträchtliche Bedeutung. Durch das Aufbautraining geschwächter Schienbeinmuskeln schlagen Sie gleich zwei Fliegen mit einer Klappe: Erstens kräftigen Sie den muskulären Gegenspieler der Wadenmuskeln und zweitens bewirkt schon die Anspannung der Schienbeinmuskeln eine Dehnung der verkürzten, in Stressspannung erstarrten Wadenmuskeln. Das muskuläre Wechselspiel zwischen Agonist und Antagonist (Spieler und Gegenspieler) folgt nämlich der einfachen Regel, dass die Anspannung bzw. Verkürzung des Agonisten gleichzeitig die Entspannung bzw. Ausgleichsdehnung des Antagonisten voraussetzt. Eine besonders einfache Methode, um die Schienbeinmuskeln zu trainieren, ist übrigens der Hackengang.

Wir beachten unsere Schienbeinmuskulatur auch deswegen so wenig, weil sie sich nur ganz selten (anders als eine ganze Reihe anderer Muskeln) unangenehm bemerkbar macht. Ziehen Sie daraus aber nicht den falschen Schluss, dass sie ganz unverwüstlich wäre. Wird die Schienbeinmuskulatur nämlich auf Dauer sträflich vernachlässigt, droht bei einer plötzlichen oder anhaltenden Überbeanspruchung das gefürchtete Kompartmentsyndrom. Dabei schwillt die vordere Schienbeinmuskulatur akut – innerhalb von Stunden – stark an. Da sie von einer festen, manschettenartigen Bindegewebshülle umgeben ist, löst die Anschwellung einen enormen Druck auf den Muskel und eine Drosselung seiner Blutzufuhr aus. Wenn in

Das Anspannen der Schienbeinmuskeln entspannt die Wadenmuskeln.

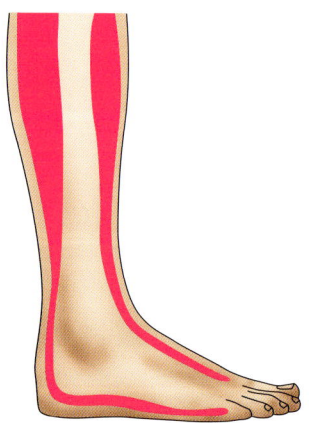

Absatzbetontes Spitzfußgehen hat eine Abschwächung der vorderen Schienbeinmuskeln und eine chronische Stressbelastung der Waden zur Folge.

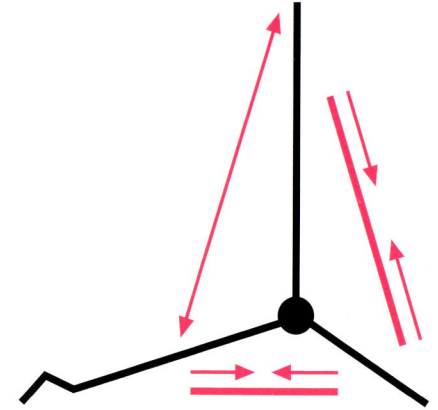

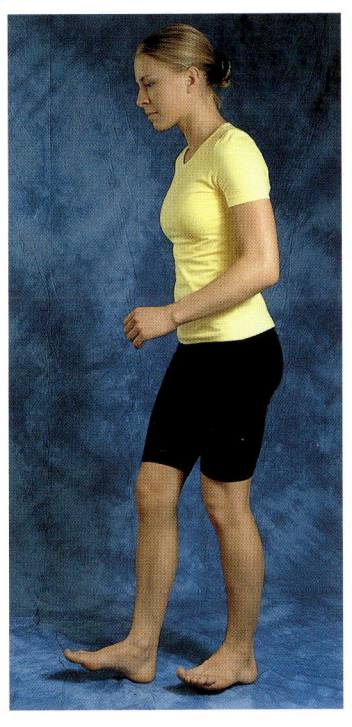

Der Hackengang eignet sich hervorragend zur Stärkung der abgeschwächten vorderen Schienbeinmuskeln.

muskeln in der Landungsphase nach dem Überqueren einer Hürde besonders stark und plötzlich belastet werden.

Wer Bergabgehen nicht gewohnt ist, sollte sich dieser nicht ungefährlichen Bewegungsart vorsichtig nähern. Lange Bergabgänge wirken nämlich wie Gehen in Spitzfußposition. Neben der ständigen Überlastung der vorderen Schienbeinmuskulatur wird auch der Rücken gestresst, weil der Bergabgeher ständig in einer betonten Hohlkreuzposition läuft. Der scheinbar entspannte Abstieg vom Gipfel auf Wanderwegen und Bergpfaden hat also durchaus seine Tücken. Lockern Sie die einseitige Belastung Ihrer Schienbeinmuskeln und Ihres Kreuzes auf, indem Sie den monotonen Vorgang wiederholt auf den Kopf stellen und den „Rückwärtsgang einschalten". Achten Sie dabei aber unbedingt auf Baumwurzeln, Geröll u. ä. Stolperfallen!

dieser Situation nicht sofort operativ eingegriffen wird, drohen das Absterben von Muskelgewebe und eine bleibende Funktionsstörung der Schienbeinmuskulatur.

Das gefährliche Kompartmentsyndrom betrifft aber nicht nur Ungeübte, die an einem ihrer ersten Urlaubstage im Gebirge mit der Seilbahn auf die Gipfelstation fahren und von dort die ganze Strecke ins Tal hinunter laufen. Es kommt auch bei sportlichen Belastungen vor, die zu einer überfallartigen Überforderung des vorderen Schienbeinmuskels führen, zum Beispiel beim Hürdensprint, wo die Schienbein-

Stressspannung als Sauerstoff- und Sehnenkiller

Ohne Stress und eine angemessene Reaktion darauf hätte die Spezies Mensch bis heute sicher nicht überlebt. Der Jäger im Naturzustand, mit Faustkeil, Messer, Lanze oder Pfeil und Bogen, verdankt der Stressreaktion seine Beute. Stress als Signal zum Kämpfen oder Flüchten ist das Spannungsfeld, in dem der gesamte Muskelmotor erst richtig auf Touren kommt. Zum „gesunden" Stress gehört aber nicht nur der Aufbau dieses Spannungsfeldes, sondern auch sein Abbau. Bleibt die Stresswirkung dem Muskel jedoch dauerhaft erhalten, bauen sich regelrechte Barrieren auf, die der Sauerstoff- und Energieversorgung des Muskels direkt im Wege stehen.

Ein verspannter Muskel ist schlecht mit Sauerstoff versorgt.

Nicht nur für den Bewegungsablauf beim Gehen und Laufen, sondern auch für das allgemeine Wohlbefinden ist der rhythmische Wechsel zwischen Anspannung und Entspannung entscheidend. Denken Sie an die beiden Muskelpumpen, die den Blutstrom vom Herzen in die Peripherie zur Arbeitsmuskulatur und den übrigen Geweben und von dort wieder zurück zum Herzen bewegen:

▌ Der zentrale Herzmotor arbeitet in ununterbrochenem, regelmäßigen Wechsel zwischen Systole und Diastole. Seine Aktion wird vom autonomen Nervensystem gesteuert, das nach jeder Anspannung des Herzmuskels eine Entspannungs- oder Dehnungsphase einschaltet. Nur während der Dehnungsphase öffnen sich die Herzkranzgefäße und versorgen den Herzmuskel mit Sauerstoff und Energie. Damit auch wirklich nichts schief geht, verläuft der ganze Vorgang am Herzen „vollautomatisch".

▌ Die Muskulatur unserer Beine und Arme assistiert dem zentralen Herzmotor, indem sie durch ihre Bewegung eine Pumpe unterhält, die das Blut wieder über die Venen zum Herzen zurückführt. Allerdings geschieht dies nicht automatisch, sodass wir durch unsere tägliche Bewegung bewusst dafür sorgen müssen, nach dem Motto: *Deine Beine sind dein wichtigster Arzt.*

Bei der Sauerstoffversorgung des Körpers kommt es also nicht nur auf die Pumparbeit des Herzens, sondern auch auf die regelmäßige Pumpwirkung der Muskulatur in den Armen und Beinen an. Eine Muskelpumpe wird aber nur durch rhythmische Spannung und Entspannung der Muskulatur erzeugt. Beim richtigen Gehen und Laufen tritt der erwünschte Pumpeffekt quasi als Nebenprodukt auf. Bei einer umfassend harmonischen Bewegung werden nämlich die Muskeln an der Beuge- und Streckseite der Beine in gleichem Maße gefordert und wechseln jeweils rhythmisch zwischen Spannung und Entspannung. Eine einseitige Stressspannung bleibt aus.

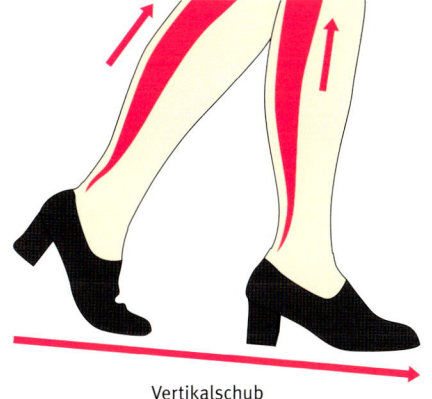

Beim absatzbetonten Spitz-fußgang wird eine chronische Stressspannung der Waden aufgebaut.

Vertikalschub

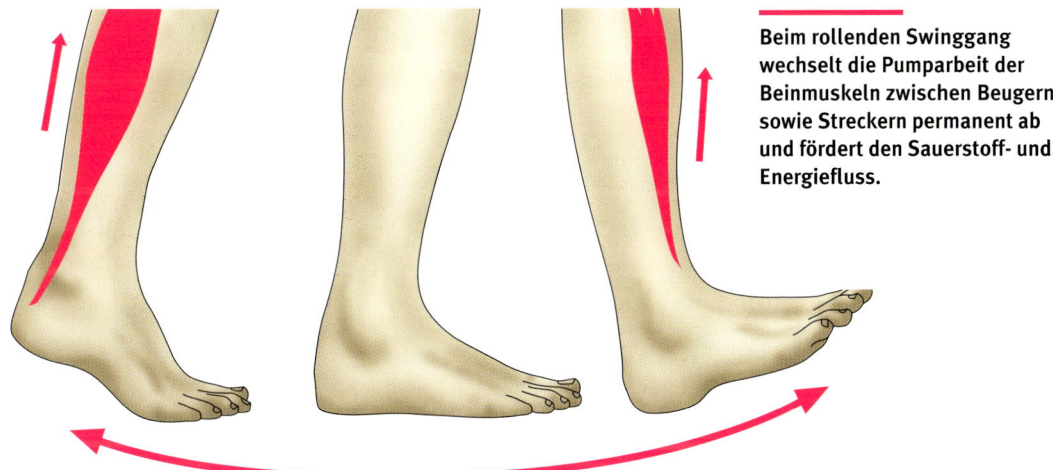

Beim rollenden Swinggang wechselt die Pumparbeit der Beinmuskeln zwischen Beugern sowie Streckern permanent ab und fördert den Sauerstoff- und Energiefluss.

Horizontalschub

Die harmonische Bewegung des Menschen wurde jedoch entscheidend durch den Spitz-fußgang, die sitzende Lebensweise und auch durch die Maschinenarbeit verändert, bei der einseitige *Bedienungsvorgänge* die Regel sind. Eine wesentliche Folge der dysharmonischen, zumeist beugebetonten Bewegungen ist die chronische Überforderung vor allem der Beuge-muskeln bei gleichzeitiger Schwächung ihrer muskulären Gegenspieler an den Streckseiten. Dieses muskuläre Ungleichgewicht (Dysba-lance) löst nachhaltige Stressspannungen von Muskeln und Sehnen sowie Gelenkverschie-bungen und -fehlbelastungen aus.

Falsches Gehen, zu viel Sitzen sowie einseitige Belastungen bei der Arbeit und beim Sport verursachen Stressspannungen der Beugemuskeln. An den Beinen sind dies vor allem die Wadenmuskeln und Mr. I. Die Stressstarre vermindert die Leistung der peripheren Muskelpumpe, wodurch örtliche Spannungsfelder mit mangelnder Sauerstoffversorgung entstehen. Die Stressverspannung in einem bestimmten Muskelabschnitt ist vergleichbar mit dem kräftigen Faustschluss einer Hand – die entstehenden weißen Hautareale sind Zonen mit verminderter Blut- und Sauerstoffversorgung. Ähnliche Sauerstoffkrisen treten in Muskeln und Sehnen auf, die unter permanenter Stressspannung stehen.

Falsches Gehen und zu viel Sitzen verursachen Stressspannungen der Beugemuskeln.

Besonders von dieser lokalen Sauerstoffnot bedroht sind die Bindegewebszellen (Fibrozyten) in den Kraft übertragenden Sehnen. Ihre Versorgungslage ist schon unter Normalbedingungen „hart am Rande" und gerade sie müssen die größte Spannung aushalten. Die moderne Berufs- und Sporterkrankung RSI (Repetitive Strain Injury = Funktionsstörung durch wiederholte, monotone Fehlbelastung) geht daher auch primär von den kraftübertragenden Sehnen aus, dem schwächsten Glied in der Bewegungskette. Wie eine Berghütte in extremer Höhenlage befinden sich die Bindegewebszellen der Sehnen schon im Normalzustand – ohne Stressspannung – in einer schwierigen Versorgungslage, da sie am äußersten Ende der arteriellen Blutversorgung liegen. Die Situation der Bindegewebszellen verschlechtert sich unter anhaltender Stressspannung dramatisch: das Gewebe braucht ungleich mehr Sauerstoff, während die Bedingungen der Sauerstoffversorgung in der Stressstarre denkbar schlecht sind. Es entsteht ein so genannter relativer Sauerstoffmangel mit ähnlichen Folgen für die Fibriozyten wie für die Fische in Flüssen und Seen, die schließlich tot an der Oberfläche treiben.

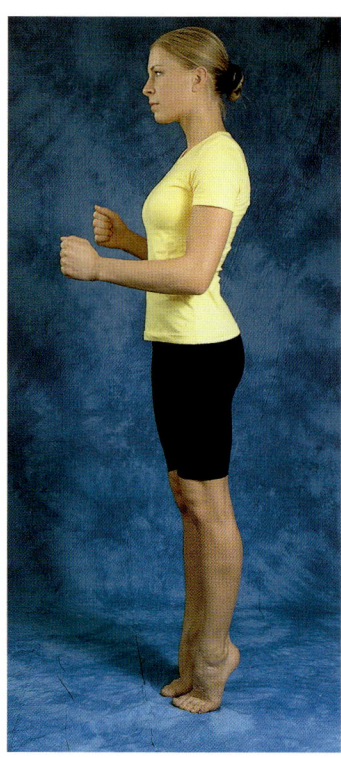

Angespannte, verkrampfte Haltung mit Rückenstress und Betonung der Beugemuskeln an Beinen und Armen

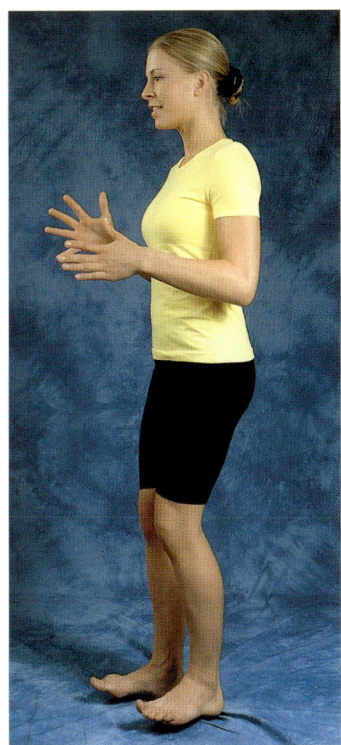

Rückenentlastendes Stehen unter Streckerbetonung der Beine bei geringem Knievorschub

Wenn die Stressspannung auf Dauer erhalten bleibt, ist der Weg der Bindegewebszellen in die beschleunigte Degeneration vorgezeichnet. Ihr Abbau verläuft über mehrere Stufen: Zunächst werden Defekte in der äußeren Zellhülle sichtbar, während der Zellkern vom Zentrum an den Rand wandert. Die geschädigte Bindegewebszelle kann nun ihre Hauptaufgabe, die Bildung elastischer Fasern, nicht mehr optimal erfüllen. Das beeinträchtigt die allgemeine Elastizität des Betroffenen. Der Bewegungsumfang der Gelenke, der entscheidend von der Nachlieferung verbrauchter elastischer Fasern abhängt, schrumpft. Die Degeneration der Bindegewebszellen ist ein wichtiger Alterungsprozess des Menschen.

Bei anhaltender Stressspannung geht die Degeneration der Fibrozyten unerbittlich weiter: In der Kittsubstanz zwischen den Zellen entstehen Lücken, die mit Wasser, Schleim oder Fett ausgefüllt werden. Um das Funktionsdefizit bei der Faserbildung zu beheben, entstehen immer mehr unreife Bindegewebszellen, die aber keinen funktionsfähigen Ersatz liefern. Schließlich lagert sich in den Lücken zwischen den Bindegewebszellen Kalk ab, der zu regelrechten Kalkspangen anwächst. Diese Kalkspangen, die im Röntgenbild oft in der Nähe von Gelenken sichtbar sind, stabilisieren das Gewebe zunächst noch rein mechanisch, ohne auf Sauerstoff angewiesen zu sein. Früher oder später treten die abnutzungsbedingten Beschwerden auf den Plan.

Sauerstoffmangel lässt die Bindegewebszellen in den Sehnen verenden.

Sehnenscheidenentzündungen, Tennis- und Golferellenbogen, Schmerzen an der Achillessehne oder an der Kniescheibe und auch alle übrigen Erscheinungsformen des RSI stehen in einem direkten Zusammenhang mit dem Leistungsvermögen der Bindegewebszellen. Die Folgen einer schlechten Pflege der Bindegewebszellen treffen uns häufig wie ein Blitz aus heiterem Himmel. So kann zum Beispiel ganz ohne äußeres Ereignis, ohne Sturz oder

Umknicken, plötzlich beim Gehen oder Laufen ein akuter Schmerz in die Achillessehne einschießen. Bei entsprechender Vorschädigung kann es sogar passieren, dass diese stärkste Sehne des Körpers als Resultat einer jahre- oder jahrzehntelangen Fehl- und Überbelastung mit lautem Knall durchreißt. Auch die Bizepssehne am Oberarm oder die Daumensehne kann bei einseitigen Belastungen reißen. Dabei passiert etwas Ähnliches wie beim Durchreißen eines Schnürsenkels. Der Riss ist nur das endgültige Ergebnis der Zerrüttung in einem Gurtungssystem, wobei der Schnürsenkel immer am Punkt der stärksten Reibung in der Öse abreißt.

Wenn die Warnlichter aufflackern

Das plötzliche Versagen einer Sehne hat zumeist eine längere Vorgeschichte. Oft sendet das einseitig überlastete Bewegungssystem lange vor seinem Zusammenbruch Warnsignale aus in Form von Schwellungen, Druckstellen, Ermüdungsschmerzen oder knackenden Bewegungsgeräuschen. Einen guten Hinweis auf den Funktionszustand Ihres Bewegungssystems geben Ihnen auch die Dehnungsübungen in diesem Buch. Allerdings werden diese „Warnleuchten" von vielen Beteiligten – Patienten wie Ärzten – zu wenig beachtet. Auch heute wird bei solchen Symptomen und Beschwerden in vielen Fällen noch der bequeme Weg der symptomatischen Behandlung eingeschlagen, der aus Ruhigstellung, abschwellenden Salbenverbänden, Tabletten, Injektionen und sogar Operationen besteht. Viel zu selten wird der ursächliche

Weg verfolgt und der lohnende Versuch unternommen, einseitig belastete Bewegungssysteme durch Intensivstretching aus ihrer Stressspannung zu befreien und durch gleichzeitiges Antagonistentraining für die gesunde Balance im betroffenen Gelenk zu sorgen. Auch die genaue Überprüfung der Bewegungsabläufe im Alltag, bei der Arbeit und beim Sport ist angesagt, wenn die Warnlichter aufflackern.
Die Vorbeugung der vielfältigen degenerativen Erkrankungen des Bewegungssystems ist einer der Königswege der Präventivmedizin. Je früher wir selbst die Verantwortung für die ungehinderte Sauerstoffversorgung der Sehnen und Muskeln übernehmen, um so geringer fallen die Spätschäden aus und um so beweglicher werden wir im fortgeschrittenen Alter bleiben.

EINIGE ERSCHEINUNGSFORMEN DER RSI (REPETITIVE STRAIN INJURY)

- Mausklick-Syndrom bei einseitiger Klickbelastung des Zeigefingers am Computer
- Gaspedal-Syndrom durch zusätzliche Verstärkung der Spitzfußstellung des rechten Fußes über den „Bleifuß" im Auto
- Achillodynie bzw. schmerzhafte Stressspannung in der Hackensehne durch betonte Spitzfußstellung des Fußes
- Patellaspitzen-Syndrom (Schmerzen an der Kniescheibe) als Zeichen einseitig überforderter Muskulatur bei Läufern und Springern
- Golfer- und Tennisellenbogen bei einseitiger Beanspruchung der Unterarmmuskulatur im Ansatzbereich am Ellenbogen

Sprungfedersystem Wirbelsäule-Bein-Achse

Beim Gehen, Laufen und besonders beim Treppabsteigen ist die Wirbelsäule-Bein-Achse des Menschen hohen Druckbelastungen ausgesetzt. Deren Ausmaß und Auswirkungen werden durch die Geschwindigkeit der Bewegung, die Art und Weise ihrer Ausführung, die körperliche Verfassung des Einzelnen und auch durch äußere Lasten bestimmt. Unser Umgang mit Traglasten, um einen der Faktoren näher zu beleuchten, ist oft nicht gerade gelenkgerecht. In zivilisierten Ländern werden Koffer, Einkaufstüten und andere Gewichte zu weit ent-fernt von der zentralen Körperachse getragen. Damit missachten wir jedoch das Hebelgesetz, obwohl fast jeder aus der Schule weiß, dass ein langer Lastarm die Belastung des zentralen Achsorgans – hier der Wirbelsäule-Bein-Achse – wesentlich erhöht.

Naturvölker gehen auch in dieser Hinsicht mit ihrem Körper schonender um, indem sie ihre Lasten in Tragetücher gewickelt eng am Körper oder direkt auf dem Kopf transportieren. Auch

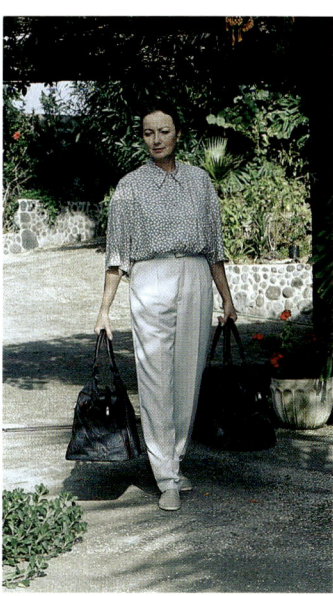

Lasten direkt am Körper getragen entlasten die Wirbelsäule, weit vom Körper entfernt getragen provozieren sie einen hohen Bandscheibendruck.

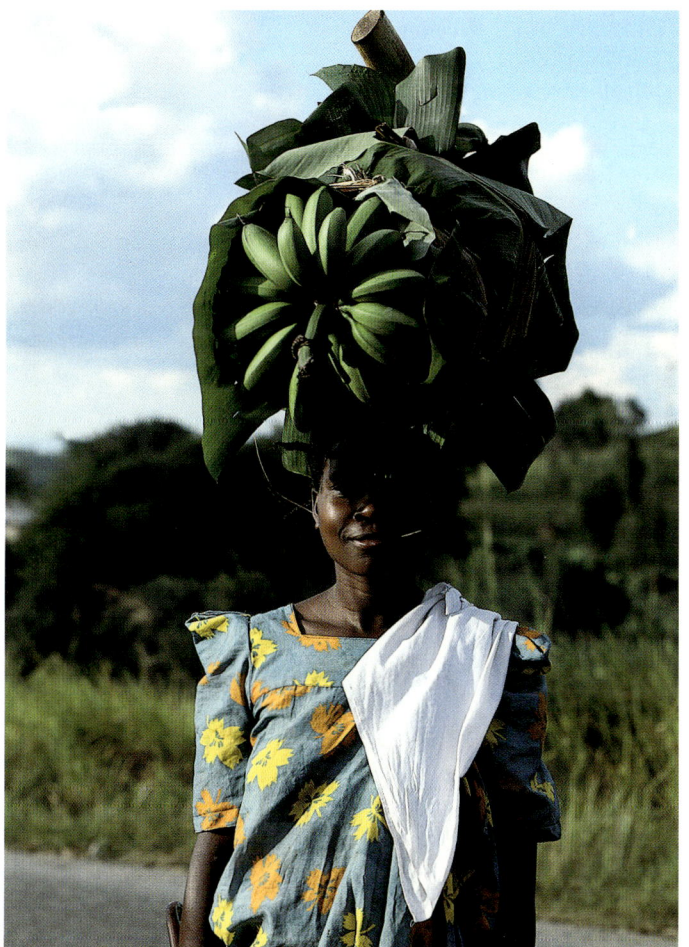

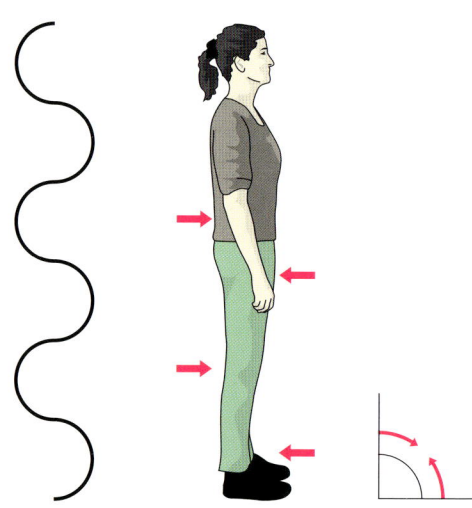

Das Sprungfedersystem des Körpers mit zentraler Schwerpunktlinie ist intakt, solange die einzelnen Segmente eine gleiche Winkelposition aufweisen.

bei uns hat es in den letzten Jahren einige positive Entwicklungen gegeben: Zumindest ist es heute Mode geworden, einen Rucksack eng am Körper zu tragen und die Koffer nicht mehr durch einseitige Armbelastung, sondern über Rollen am Boden zu bewegen.

Äußere Druckenergien wirken bei jedem Schritt und auch im Sitzen und Liegen ständig auf den Menschen ein und beanspruchen seine Bandscheiben und Gelenkknorpel in unterschiedlichem Maße. Grundsätzlich kann äußerer Druck auf zwei Arten verarbeitet werden:

Unsere Wirbelsäule-Bein-Achse reagiert flexibel und elastisch wie eine Sprungfeder.

▌ Starre Körper, die nicht ausweichen können, reagieren mit einer Verdichtung und Verformung ihres Materials. Der Druck hinterlässt eine bleibende Delle, weil das starre Material nicht in seine Ausgangsposition zurückkehren kann.

▌ Elastische Körper reagieren auf äußeren Druck flexibel bzw. mit einer Bewegung. Sie verformen sich zwar auch, kehren aber, wenn der Druck nachlässt, sofort wieder in ihre Ausgangsposition zurück. Die Delle in einem Gummiball oder Badeschwamm verschwindet bei nachlassendem Druck sofort wieder.

Sprungfedern zeigen ein ausgeprägtes elastisches Verhalten. Je nach Stärke und Größe können sie beträchtliche Druckenergien in Bewegungsenergien umwandeln. In dieser Hinsicht ist ein starrer, senkrechter Stab – zum Beispiel ein Zaunpfahl – jeder Sprungfeder hoffnungslos unterlegen, denn er kann vertikale Kraftspitzen – zum Beispiel einen Hammer, der auf ihn niedersaust – nur über Materialverdichtung oder durch Zerbrechen beantworten.

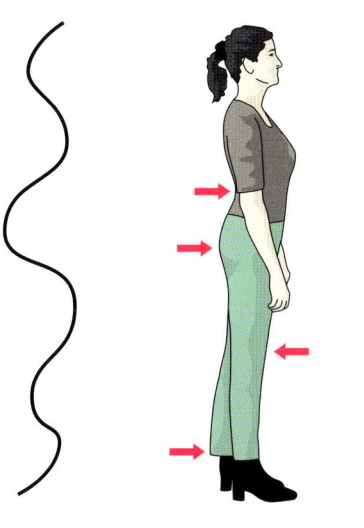

In Spitzfußstellung ist das unterste Segment der Sprungfeder geöffnet, ohne dass die nachfolgenden Segmente (Knie und Hüfte) diese Streckung mitmachen können. Konsequenz: hohe Rückenbelastung.

Unsere Wirbelsäule-Bein-Achse reagiert glücklicherweise nicht wie ein starrer Stab, sondern viel eher wie eine Sprungfeder, die äußere Druckenergien optimal mit Elastizität und Flexibilität kompensieren kann.

Eine Sprungfeder besteht aus einzelnen Segmenten oder Windungen. Bei einer ruhenden, gerade stehenden Sprungfeder geht die zentrale Achse genau durch den Mittelpunkt der Windungen. Sobald das Sprungfedersystem auch nur in einem Teilbereich geöffnet oder geschlossen wird, sobald sich also die Winkelstellungen der einzelnen Segmente verändern, wirkt sich dies zwangsläufig auf den Verlauf der Zentralachse aus.

Dies gilt auch für das zentrale Achsorgan beim Menschen: Wird zum Beispiel die Winkelposition im untersten Segment in Höhe des Sprunggelenkes („Erdgeschoss") verändert, sind zwangsläufig auch die weiter oben liegen-

den Segmente bzw. Gelenke („Etagen") betroffen. Die Achse einer Sprungfeder bleibt nur dann in unveränderter Mittellage, wenn ihre beiden Enden gleichmäßig in die Länge gezogen werden und alle Segmente ihre Winkelpositionen kontinuierlich öffnen. Sobald aber das untere Segment einseitig aufgeklappt wird, müssen die darüber liegenden Segmente eine ausgleichende Bewegung machen, damit die Zentralachse erhalten bleibt.

Die Analogie zwischen der Wirbelsäule-Bein-Achse und der Sprungfeder macht deutlich, warum der Spitzfußgang zu Rückenproblemen führen muss: Durch die Absatzerhöhung des Schuhes greift der Mensch entscheidend in dieses natürliche Sprungfedersystem ein. Der Schuhabsatz öffnet das untere Sprungfedersegment, indem er eine Spitzfußstellung erzwingt. Mithilfe der Fehlkonstruktion Absatz- schuh beginnen wir also, unsere elastische Sprungfeder einseitig und fortwirkend in die Länge zu ziehen. Für die Wirbelsäule-Bein- Achse bedeutet diese Verlängerung im Grund- segment eine gleichmäßige Öffnung der nach oben anschließenden Gelenksegmente. Sie können diesen Vorgang leicht nachempfinden, wenn Sie sich auf Ihre Zehenspitzen stellen und eine Streckung der Kniegelenke, der Hüftge- lenke sowie eine verstärkte Hohlkreuzposition bemerken.

Die Segmentöffnung im Sprunggelenk über- trägt sich auf das Knie, das nun stärker in Streck- stellung gehalten wird. Da die Belastung nun nicht mehr zentral auf die beteiligten Gelenke einwirkt, entstehen Mehrbelastungen der mit dünnerem Knorpel ausgeleg- ten Randzonen der Gelenke, was auf Dauer zu Abnut- zungserscheinungen führt.

Spitzfußgehen ist Rückenstress: Die einseitige Öffnung der Sprungfeder im Fußgelenk über- trägt sich bis auf die Wirbelsäule.

Zuletzt überträgt sich die einseitige Öffnung der Sprungfeder auf die Wirbelsäule. Sie gerät unter Druck, da sie den Weg einer gleichmäßi- gen Segmenterweiterung nicht gehen kann. Schuld daran ist wieder einmal Mr. I., der Hüft- lendenmuskel, der durch seine Verspannung und Verkürzung im Becken wie ein Anker wirkt. Infolge seiner übermäßigen Zugwirkung bleibt der Wirbelsäule gar nichts anderes übrig, als eine Schwingung nach vorn – das berüchtigte Hohlkreuz – zu bilden. Diese Lageverschiebung ist von einer deutlichen Druckerhöhung in der Wirbelsäule begleitet und ganz wesentlich für die Zunahme der Rückenbeschwerden in unserer Zeit verantwortlich.

Mehr und mehr setzt sich bei den Medizi- nern die Auffassung ein, dass nicht nur über- mäßig langes Sitzen, sondern auch falsches Gehen und Laufen in Spitzfußtechnik unseren Rückenstress verursacht. Beides erhöht den Druck im Becken und in der Wirbelsäule beträchtlich.

Wenn man also per Absatzerhöhung in das Sprungfedersystem eingreift und das obere Sprunggelenk öffnet, müssten die nächst hö- heren Etagen die Achsenverlagerung durch Aus- gleichsbewegungen wettmachen. Die dazu erforderliche Streckung im Knie- und Hüftgelenk gelingt jedoch nur bedingt, weil die regionalen Muskelgruppen bereits unter chronischer Stressspannung stehen. Da eine ausgleichende Winkelöffnung auf der Gegenseite ausbleibt, überträgt sich schließlich alles auf die Lenden- wirbelsäule, die mit einer verstärkten Schwin- gung nach vorne reagiert und uns ein Hohlkreuz beschert.

Da sich die Folgen oft nur langsam einstel- len, halten wir sie im Allgemeinen für harmloser,

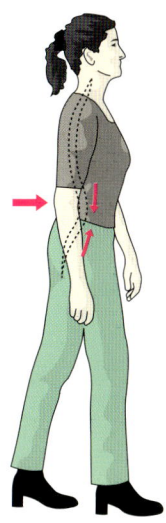
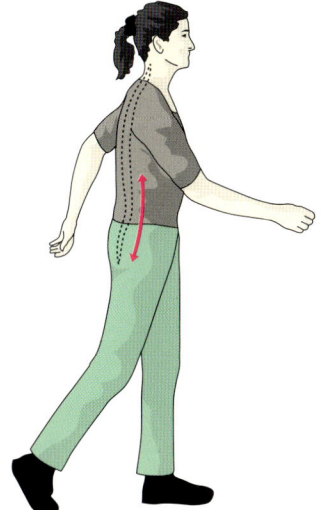

als sie tatsächlich sind: Meniskusschäden an
den Kniegelenken sind häufig der Ausgangs-
punkt einer Kniegelenksarthrose, die viele Menschen im letzten Drittel ihres Lebens plagt und
ihren Aktionsradius wesentlich einschränkt. Der
Verschleiß der Hüftgelenke, zu dem auch Faktoren wie Schenkelhalsbrüche oder Veranla-
gung beitragen, lässt sich oft nur mit operativen
Korrekturen bis hin zum totalen Gelenkersatz
beherrschen. Das am meisten gefährdete
Segment im menschlichen Sprungfedersystem
ist aber die Lendenwirbelsäule. Westeuropa ist
so etwas wie eine Hochburg der Rückenge-
schädigten. Von den etwa 5 Millionen Deutschen mit Gelenkproblemen ist bei 60 Prozent
die Wirbelsäule betroffen, 25 Prozent haben
Beschwerden an den Kniegelenken und 7,5 Prozent an den Hüftgelenken.

Was ich Ihnen rate

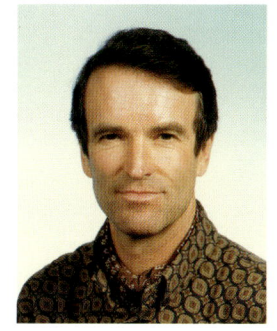

Wenn Sie dem
drohenden
Arthroseschmerz
frühzeitig vorbeu-
gen möchten, ist eine Überprüfung und in den
meisten Fällen auch eine Korrektur des Gang-
bildes dringend ratsam: weg vom absatzbetonten, nur nach vorn ausgerichteten Spitzfußgang,
hin zum harmonischen Swinggang, bei dem
der Fuß Gelenk schonend wie ein „Formel-1"-
Reifen nach vorne und hinten abgerollt wird.
Die Devise lautet: *Rollen statt Stöckeln.*

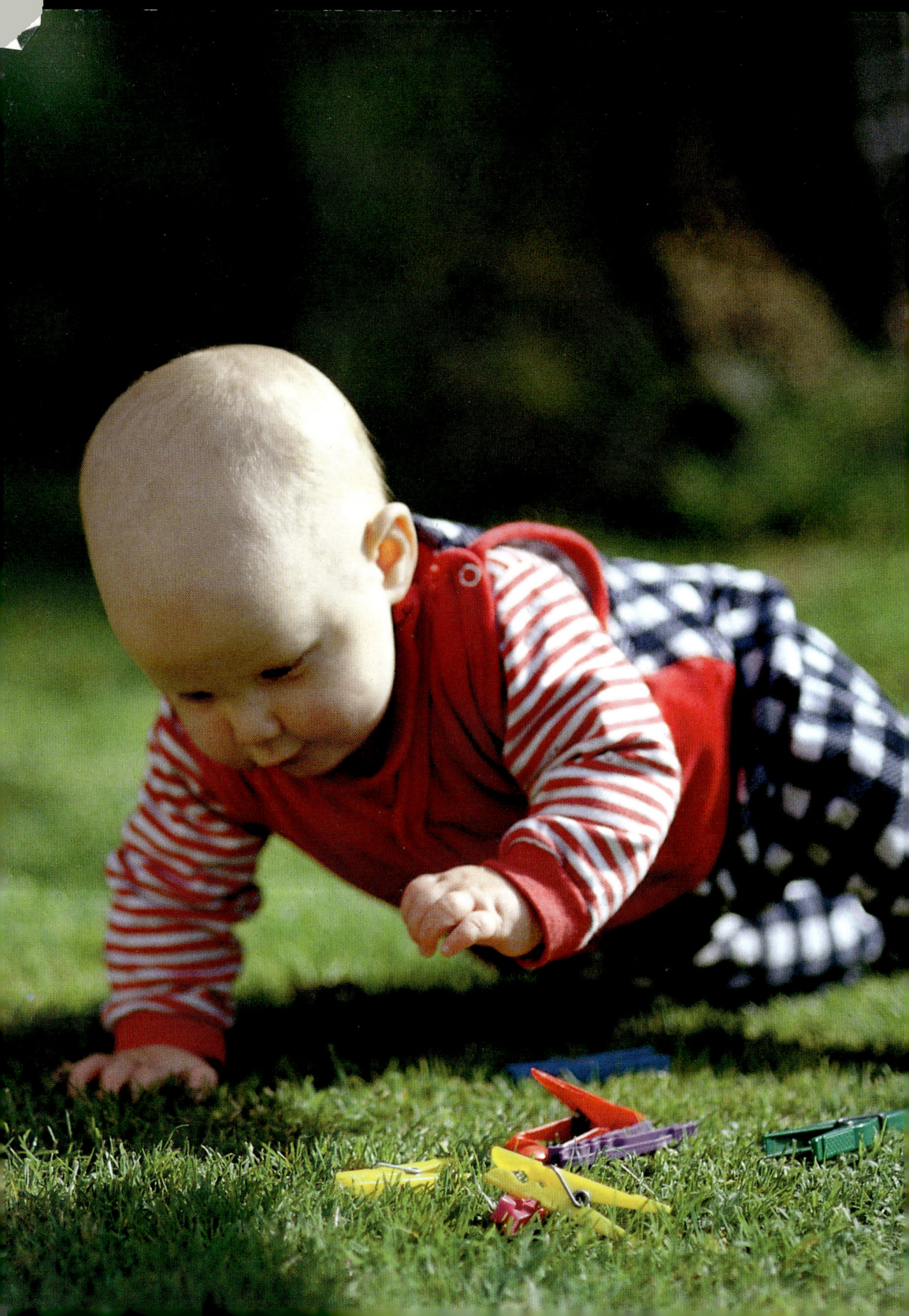

Rollen statt

Stöckeln

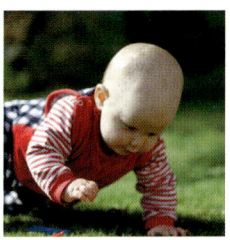

Babys kommen aus der tiefen Entspannungshocke und als (zukünftige) Barfußläufer auf die Welt. Nach den ersten Lebensmonaten des Liegens, Rollens, Sitzens, Krabbelns und Robbens sind sie mit einem natürlichen Sprungfedersystem ausgerüstet, das noch eine gleichmäßige Auslastung ihrer Bein- und Wirbelsäulengelenke gestattet. Kleinkinder spielen noch ganz selbstverständlich in der tiefen Entspannungshocke, in der die einzelnen Segmente der Sprungfeder auf ein Minimum zusammengeklappt werden. Unbekümmert laufen sie barfuß auf natürlichem Untergrund. Dabei wechselt ihr Fuß in allen möglichen, ständig variierenden Einstellungen immer wieder von der Streck- in die Spitzfußposition. Der menschliche Fuß ist von Natur aus auf dieses Chaos programmiert.

Nach und nach aber bricht die Erwachsenenwelt mit ihrem Hang zu Ordnung und Gesetzmäßigkeit in dieses System des kontrollierten Chaos ein. Ihre Ordnungsstrukturen zwingen den Kinderfuß in die monotone Einseitigkeit. Schuhe und – noch schlimmer – Absatzschuhe schirmen die Füße gegen äußere Reize ab und provozieren eine chronische Spitzfußstellung. Mit der Einschulung ist Sitzdisziplin angesagt. Auch der Fernseher und Computer laden zum Stubenhocken ein. Das natürliche Bewegungsprogramm verkümmert. *Wir müssen es wieder neu lernen!* Mit den folgenden sechs kurzen Abschnitten möchte ich Sie vor allem für das regelrechte Abrollen der Füße beim Gehen und Laufen gewinnen.

Barfuß laufen – Rollkur für Ihre Füße

Wann sind Sie das letzte Mal außerhalb Ihrer Wohnung barfuß gelaufen und wie haben Sie sich dabei gefühlt? Ich würde wetten, dass Sie damals in einer unbeschwerten, ausgelassenen, glücklichen Stimmung waren ... Sofern Sie nicht in eine Glasscherbe oder in den Verschluss einer Getränkedose getreten sind, dürfte Ihre Erinnerung an das Barfußlaufen jedenfalls positiv sein. Warum gönnen Sie Ihren Füßen diese kostenlose Rollkur und sich selbst diese Euphorie so selten?

Beim Barfußgehen auf einem wechselnden natürlichen Untergrund ändert sich der Einstell-

Wer barfuß läuft, ist meistens „gut drauf".

winkel des Fußes ständig, wodurch die Belastung gleichmäßig im gesamten Sprunggelenk verteilt wird. Dieser Walkprozess (von walken = durchkneten) hat eine regenerierende Wirkung sowohl auf den Gelenkknorpel als auch auf den Knochen. Barfußgehen erleichtert aber auch das Abrollen des Fußes, sodass das Sprunggelenk auf einigermaßen ebener Strecke genau in seinem Zentrum belastet wird, wo seine schützende Knorpelschicht am dicksten ist. In Spitzfußposition dagegen werden die hinteren und seitlichen Knorpelanteile des Sprunggelenks überlastet, die vorderen ausgespart und die zentralen, besonders gut ausgebildeten unnötigerweise geschont.

Der Gehrhythmus beim Barfußlaufen sorgt außerdem für ein ausgewogenes Muskelspiel an der Vorder- und Rückseite des Unterschenkels und Fußes. Der gewohnheitsmäßige Barfußgeher hat kräftige Waden- und gut ausgebil-

Barfuß auf nicht zu weichem Untergrund ist ein optimales Fußtraining verbunden mit einer natürlichen „Ansprache" an die Fußreflexe.

dete vordere Schienbeinmuskeln, weil er beim Abrollen seinen Vorfuß und seine Zehen anheben muss. Eine Stressspannung der Wadenmuskeln kennt der Barfußgeher nicht.

Wenn Sie mehr zum Thema Barfußlaufen und Fühlpfade wissen möchten, lesen Sie bitte auf Seite 100 weiter.

Was ich Ihnen rate

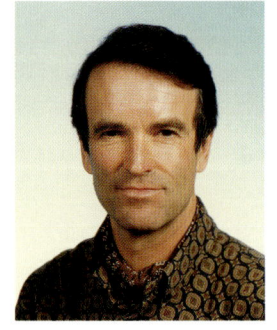

Laufen Sie öfters barfuß auf natürlichem Untergrund. Gönnen Sie sich dieses Glücksgefühl. Achten Sie dabei aber auf Verletzungsgefahren (Scherben, Seeigel, Erdwespen usw.) und meiden Sie beim Barfußlaufen einen weichen Untergrund, in dem Sie einsinken (z. B. weichen Sand, Schlick). Wie wäre es mit einem Ausflug zu einem der so genannten Fühlpfade (S. 102), die in manchen Urlaubsorten angelegt wurden?

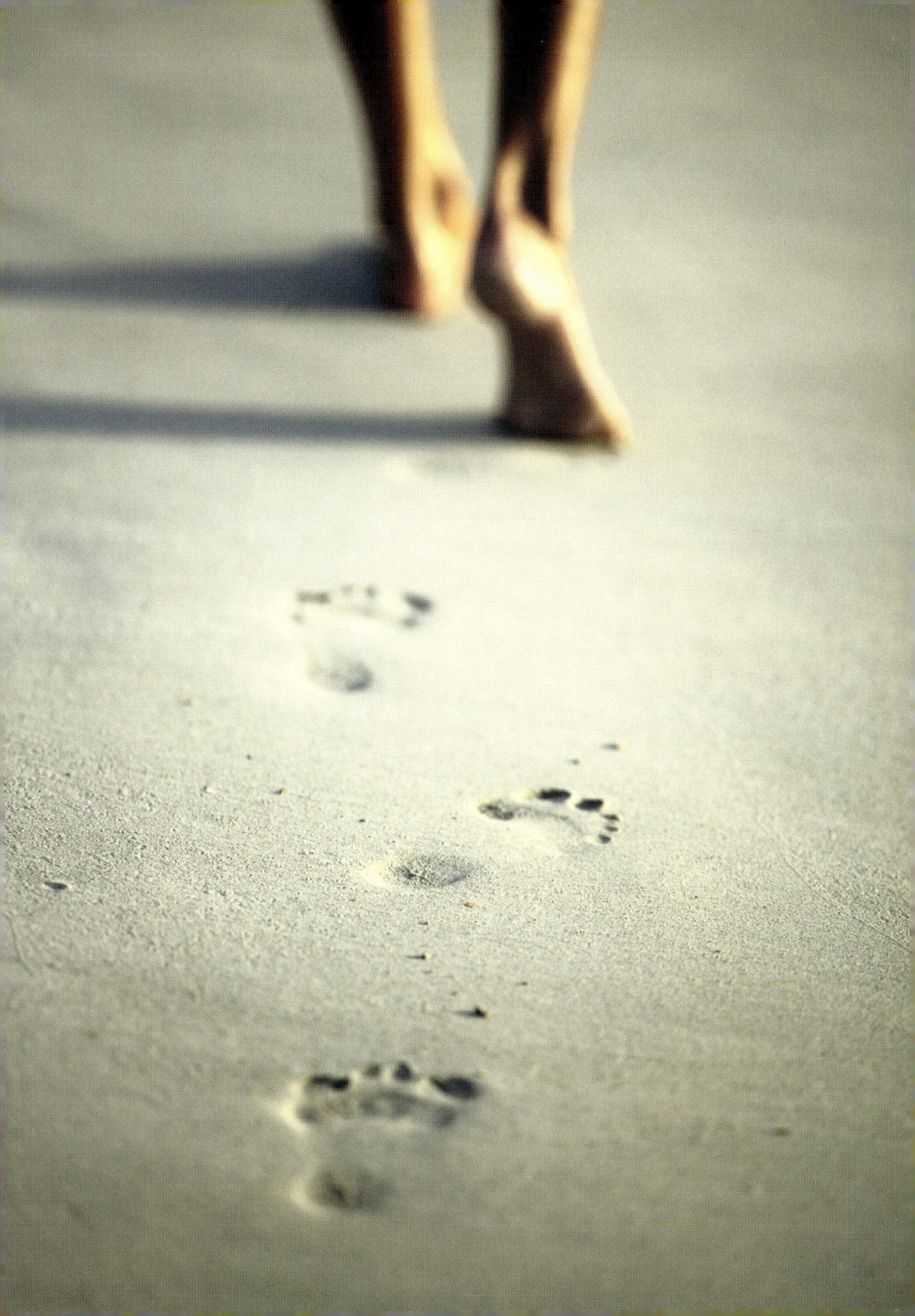

Tierisch abrollen

Die Sprintasse aus der Tierwelt, vor denen selbst die amerikanische 4 x 100-m-Staffel vor Neid erblasst, haben erstaunlicherweise keine besonders ausgeprägte Wadenmuskulatur. Dennoch erreicht der Gepard beispielsweise eine Laufgeschwindigkeit von 80 km/h. Die günstigen biomechanischen Eigenschaften der kurzen Tierpfote sorgen dafür, dass der Abrollvorgang am Boden dem Abrollen eines Formel-1-Rennreifens noch näher kommt. Der Mensch dagegen muss beim Gehen und Laufen seinen Vorfuß als verlängerten Lastarm überwinden und benötigt zu diesem Zweck seine kräftigen Wadenmuskeln, mit deren Hilfe er seine Ferse in der Abstoßphase vom Boden hebt.

Im Vergleich zur Raubkatze mit ihren Rollpfoten hat der Mensch ein biomechanisches Handicap.

Im Vergleich zur Raubkatze mit ihren Rollpfoten hat der Mensch also ein biomechanisches Handicap beim Abrollen seines Fußes. Dennoch kam er schon vor Jahrhunderten auf die wahnwitzige Idee, in seinen ohnehin prekären Rollvorgang noch einen hinteren Keil zu treiben. Damit geriet die Radkonstruktion „menschlicher Fuß" gehörig ins Stolpern, weil nun eine natürliche Abrollbewegung nicht mehr möglich war. Vielleicht ist es ein Segen für die Spezies Mensch, dass der Absatzschuh die Bühne der Geschichte erst so spät betrat: *Wäre der Absatzschuh früher erfunden worden, wäre die menschliche Art womöglich durch ihn ausgestorben. Stellen Sie sich einmal einen Antilopenjäger mit Absatzschuhen vor ...*

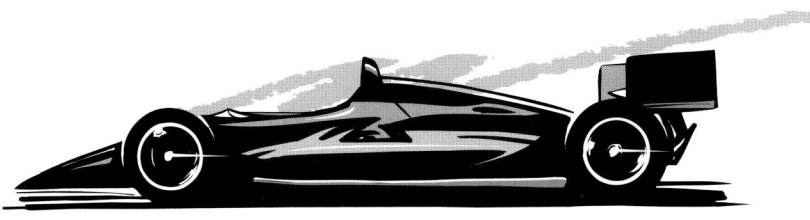

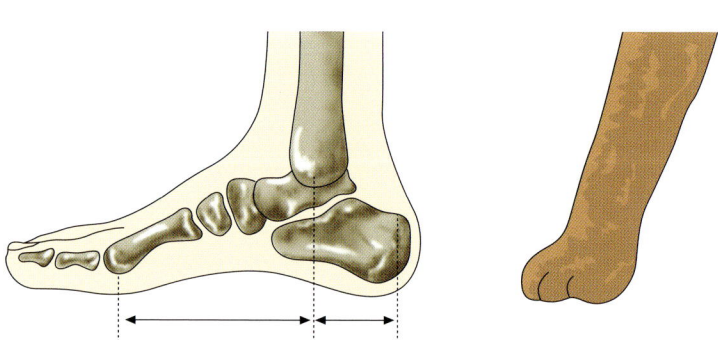

Die Tierpfote ist wie eine Radkonstruktion und rollt optimal über eine vordere und hintere Rundung. Der lange Lastarm des menschlichen Fußes dagegen kommt ins Stolpern, wenn man seinen zentralen Abrollpunkt auch noch durch den Schuhabsatz nach hinten verlagert.

Was ich Ihnen rate

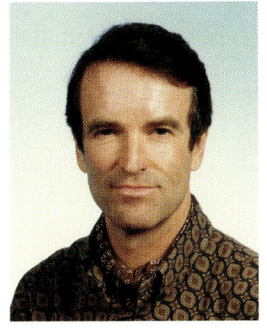

Schleichen Sie doch einmal ganz bewusst wie ein zweibeiniger Puma oder Panther über ein Stück „Savanne" in ihrer Umgebung. Konzentrieren Sie sich dabei ganz auf das „tierische Abrollen" Ihres Fußes und den kraftvoll-geschmeidigen Vorgang der Fortbewegung. Ist das nicht ein herrliches Gefühl?

Total von der Rolle – sportliche Extreme

Die Spitzfußbelastung nimmt in einigen Sportarten extreme Formen an. Bei Kurzstreckensprints bleibt nicht mehr genügend Zeit zum Abrollen des Fußes, sodass heute alle Sprintsportarten zum „Balletttanz auf der Tartanbahn" geworden sind. Erst im Mittel- und Langstreckenlauf ist das ordnungsgemäße Abrollen des ganzen Fußes über die Ferse bis zum Vorfuß möglich. Wer diese Laufsportarten als Leistungssportler gesund überstehen möchte, sollte seine Abrolltechnik hegen und pflegen. Aber nicht nur im Leistungs-, sondern auch im Freizeitbereich sollten Sie beim Joggen und sportlichen Laufen darauf achten, die gesamte Fuß-

sohle möglichst lange am Boden zu halten, um die Muskelkraft Ihrer Beine wirksam in Bewegung umzusetzen. Spitzfußbelastungen werden mit Vertikalschub der Füße umgesetzt, während die Formel-1-Technik mit Horizontalschub einhergeht (siehe Seite 43).

Auf die Spitze getrieben wird die Fußbelastung im klassischen Ballett. Es ist immer wieder überraschend, wie viele Jahre der menschliche Organismus solche extremen Gelenkstellungen aushalten kann, bis sich die Funktionsstörungen einstellen. Eine weitere Sonderform der Spitzfußstellung ist der Stechschritt im Parademarsch, bei dem es auf eine unnatürliche Streckung des gesamten Beines nach vorne ankommt. Diese betont unnatürliche Bewegungsform soll abschreckend wirken. Hoffentlich tut sie das auch.

Rollen statt Gehen setzt ein wechselvolles Winkelspiel im oberen Sprunggelenk voraus, wobei die hintere Schwungphase, die beim hastigen Stakkatoschritt immer zu kurz kommt, besonders betont wird. Jede kraftvolle Bewegung lebt, wie Sie nun bereits wissen, von der ausholenden Gegenbewegung. Damit ein Muskel seine Leistung vollbringen kann, muss er seine Grundlänge zunächst gezielt erweitern. Bei einem Muskel in Stressspannung, etwa bei den Waden eines Spitzfußläufers, bleibt die

> **Sprinter sind „Balletttänzer der Tartanbahn".**

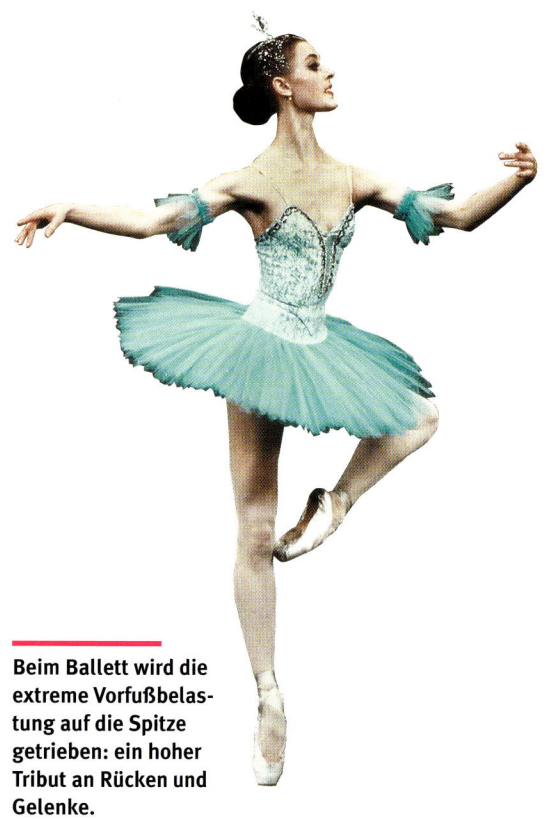

kraftfördernde Dehnung aber aus. Dies entspricht einem Riesenverlust an Kraft, denn ein Muskel kann bis zu 140 Prozent Kraft auftanken, wenn er vor seiner Anspannung über seine Ruhelänge hinaus gedehnt wird.

Ökonomische Bewegungen beginnen daher mit einer harmonischen Gegenbewegung, bei der die Muskeln weit über ihre Ruheposition hinaus gedehnt werden. Dabei erfolgt die so genannte exzentrische Aufladung, die den erwähnten Kraftzuwachs bringt. Ein kräftiger Torschuss beim Fußball gelingt nur, wenn das Schussbein zuvor schwungvoll nach hinten geführt wird. Die Geschwindigkeit des Tennisballs hängt von der rückwärtigen Schwungbewegung des Schlagarmes ab. Dem selben biomechanischen Gesetz gehorcht auch der Gleitschritt beim Skilanglauf, auch hier ist die schwungvolle Ausholbewegung des hinteren Beines die Voraussetzung, um den Ski über eine energische Oberschenkelbewegung nach vorne zu katapultieren.

In jeder Gegenschwungbewegung (analog zur Stretching-Position) kann die Muskulatur bis zu 120 Prozent über ihre Ruhelänge erweitert werden und tankt auf diese Weise bis zu 140 Prozent statische Kraft auf.

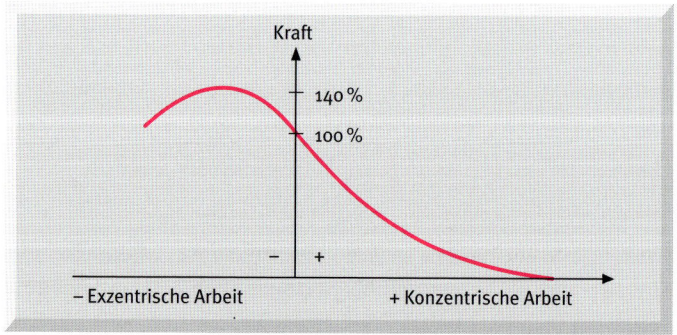

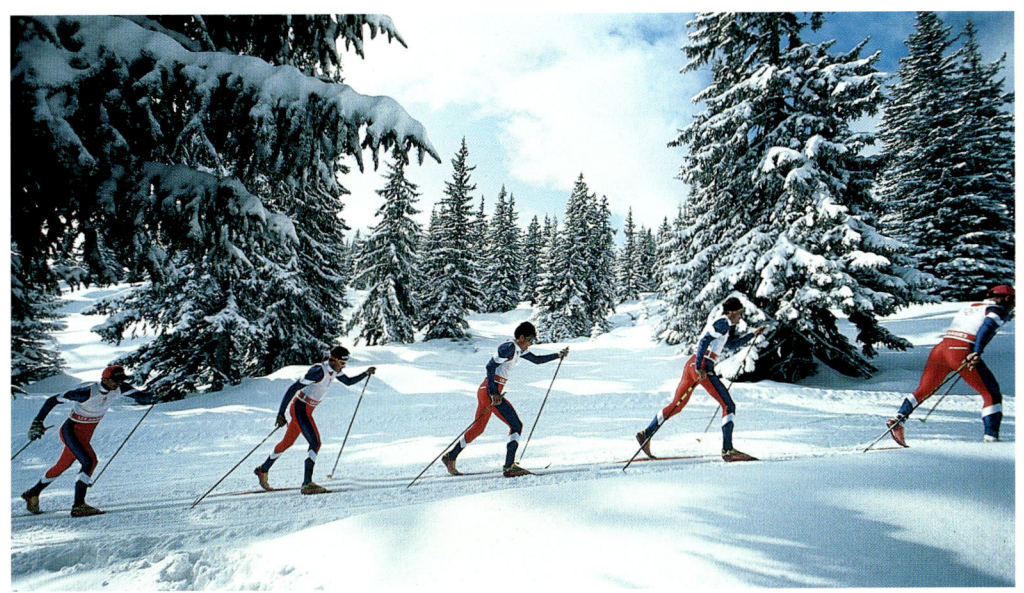

Die Schubkraft beim Skilanglauf in
der Diagonaltechnik kommt aus
dem Gegenschwung des hinteren
Beines.

Richtig joggen –
machen Sie Ihren Laufschuh zum „Rollschuh"

Auch beim Gehen und Laufen gilt: Jede Aktion nach vorn setzt eine schwungvolle Ausholbewegung nach hinten voraus. Vor der Muskelkontraktion im Wadenbereich erfolgt daher zunächst die kraftspendende Dehnung. Durch die parallel ablaufende Hüftstreckung wird gleichzeitig die Hüftbeugemuskulatur gedehnt. Das gibt den Schwung zum richtigen Abrollen. Beim Swinggang verhält sich der Fuß wie eine Kinderwippe, der Vorderfuß hebt und senkt sich wechselweise und das Bein pendelt im Hüftgelenk weit vorwärts und rückwärts.

Und so rollen Sie richtig: Um die ganze Fußsohle ordnungsgemäß über den Boden abzu-rollen, muss der vorn stehende Fuß die vordere Rundung eines Rades imitieren. Dazu sollte die Schienbeinmuskulatur aktiviert werden, die den Vorfuß und die Zehen anhebt. Das Kniegelenk ist in dieser Stellung leicht gebeugt, so dass die Fersenbeinregion bzw. das hintere Drittel der Fußsohle flach am Boden aufsetzt. Beim richtigen Gehen und Joggen kommt es darauf an, die Fersenbeinregion während des Abrollens möglichst lange am Boden zu halten. Die Dauer dieses Bodenkontakts steht nämlich in einem direkten Verhältnis zum Elastizitätsverhalten der Wadenmuskeln und der Achillessehne. Die Ferse hebt idealerweise erst dann vom Boden

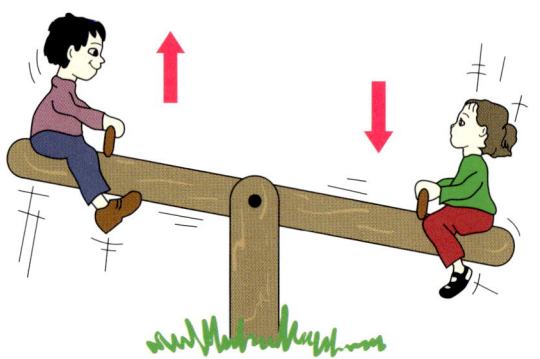
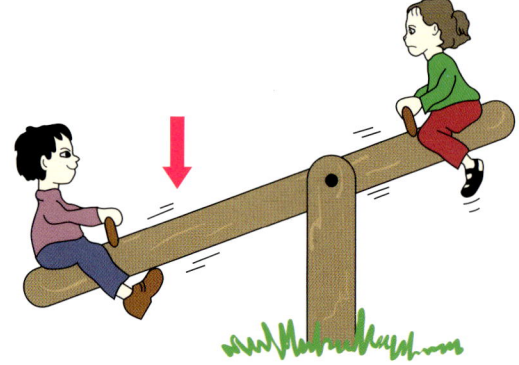

ab, wenn die hintere Schwungphase zu Ende geht. Nun lässt sich die volle Kraft des vorge-

---

Jogging nach Formel-1 ist kraftvolles, kaum ermüdendes Laufen aus dem ganzen Bein heraus.

dehnten Wadenmuskels über die entsprechende Vorfußbelastung auf den Boden übertragen. Beim Joggen kommen Sie mithilfe dieser Abrolltechnik zügig und kraftvoll voran, ohne vorzeitig zu ermüden. Sie müssen nur noch darauf achten, nicht außer Puste zu geraten.

Diese Technik hat sich speziell im Ausdauerbereich bewährt. Das Laufen primär aus dem Fuß und letztlich aus dem ganzen Bein heraus beansprucht die gesamte Muskulatur am Unterschenkel im harmonischen Wechsel zwischen Anspannung und Entspannung. Die dadurch unterhaltene Muskelpumpe trägt nicht nur zur Sauerstoffversorgung der beteiligten Muskeln, sondern des gesamten Körpers bei. Im Gegensatz zum Sprint werden die Kniegelenke beim

---

Das ausgewogene Wechselspiel einer Kinderwippe funktioniert nur durch eine gleichmäßige Lastenverteilung über den zentralen Drehpunkt. Verlagert sich der Drehpunkt zu einer Seite, ist die Harmonie der Bewegung gestört.

Was ich Ihnen rate

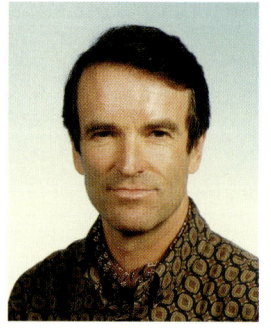

Ideal wäre es, barfuß auf federndem Boden zu joggen. Da dies aber oft nicht möglich ist, kommt es auf den Laufschuh an. Überprüfen Sie einmal, ob Ihr Laufschuh die geschilderte Abrolltechnik ermöglicht und unterstützt. Falls dies nicht der Fall ist, entsorgen Sie ihn bitte umweltschonend in der nächsten Schuhsammelstelle.

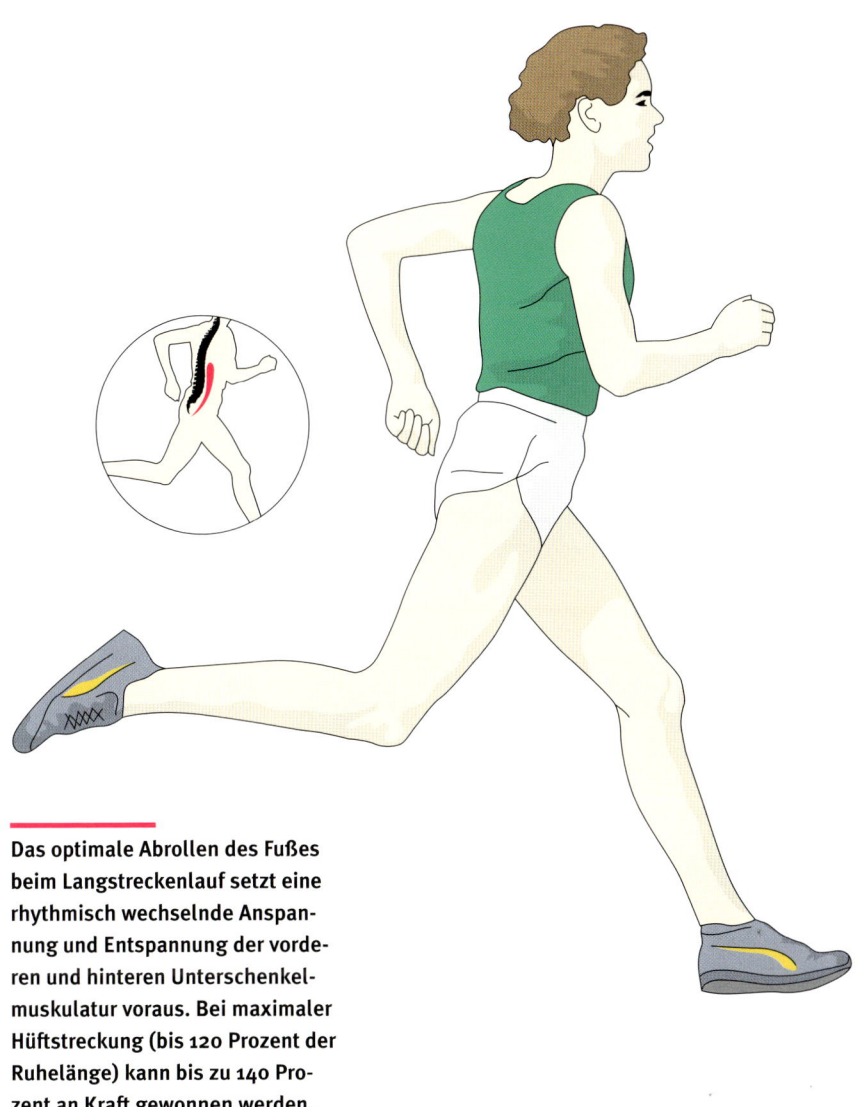

Das optimale Abrollen des Fußes beim Langstreckenlauf setzt eine rhythmisch wechselnde Anspannung und Entspannung der vorderen und hinteren Unterschenkelmuskulatur voraus. Bei maximaler Hüftstreckung (bis 120 Prozent der Ruhelänge) kann bis zu 140 Prozent an Kraft gewonnen werden.

schwungvollen, Fuß abrollenden Jogging nur mit geringer Kraft gehoben, sodass diese lang anhaltende Vorwärtsbewegung energie- und kraftsparend erfolgen kann. Sowohl die optimierte Sauerstoffversorgung als auch der ökonomische Krafteinsatz sprechen für einen kaum ermüdenden Laufstil. Probieren Sie es einmal aus.

Trippeln oder Schreiten – die Rolle der Schrittlänge im Alter

Der Spitzfußgang trägt nicht nur zur Entstehung der verschiedenen Abnutzungserkrankungen bei, mit zunehmendem Alter hat er noch eine weitere sehr lästige Folge: Die Schrittlänge verkürzt sich immer mehr. Dieser Effekt entsteht so: Ordnungsgemäß nach hinten abrollen lässt sich der Fuß nur dann, wenn erstens die Wadenmuskulatur ausreichend elastisch ist und zweitens die Rückwärtsbewegung des Fußes durch die Hüftbeugung der Gegenseite unterstützt wird. Die Schrittlänge eines Menschen ergibt sich nämlich vor allem aus der Bewegungsamplitude der Hüftgelenke und der oberen Sprunggelenke. Bei anhaltender Stressspannung auf der Beugeseite des Sprungfedersystems – Wadenmuskeln und Mr. I. – werden die Schritte im Laufe des Lebens immer kürzer. Sowohl das Ausholen nach hinten als auch das Raumgreifen nach vorn wirken wie gefesselt. Durch die Einseitigkeit des Muskeleinsatzes geht der lange, ausgreifende Schritt mehr und mehr verloren.

Gehen nach Formel-1 erhält eine angemessene Schrittlänge bis ins hohe Alter.

Im Alter wird diese Gehstörung oft zum regelrechten Trippelgang. Die Betroffenen laufen, als hätten sie Fußfesseln oder zu enge Röcke an. Der Stress, zum Beispiel im Straßenverkehr, ist vorprogrammiert; oft reicht die Grünschaltung der Ampel nicht mehr aus, um die Straße rechtzeitig zu überqueren. Durch frühzeitige Umstellung auf die schwungvolle „Formel-1 des Gehens" kann diese bedauerliche Entwicklung, die viele alte Menschen behindert, vermieden werden: „Formel-1 des Gehens" ist Schrittlängentraining und erhält eine angemessene Schrittlänge bis ins hohe Alter.

Abgesehen davon, dass ein unsicherer Trippelschritt einen Menschen wirklich alt aussehen lässt, während eine geschmeidige Bewegungsweise einem alten Menschen einen eigenen Reiz verleiht, sind Gangstörungen im Alter ein sehr leidiges und häufiges Gesundheitsproblem. Im Alter kommen oft mehrere Faktoren zusammen, die das Gehproblem noch verschärfen: Sehstörungen, Schwindel, Nervenstörungen, Gewichtsprobleme usw. Bedenken Sie auch, dass Gehstörungen zur Bewegungsarmut führen, die wiederum den Bewegungsapparat selbst, aber auch Herz, Kreislauf und Stoffwechsel in Mitleidenschaft zieht.

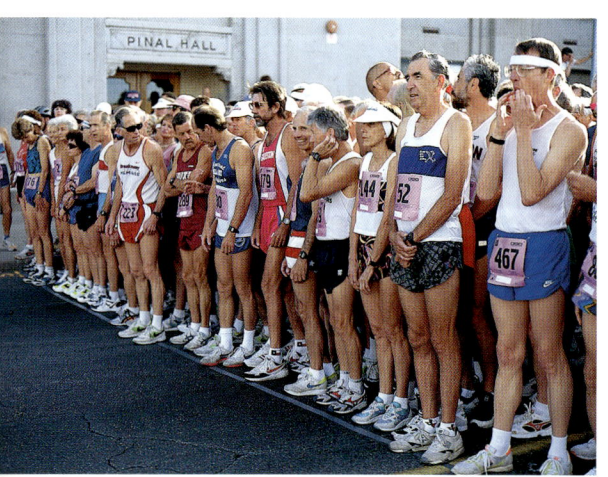

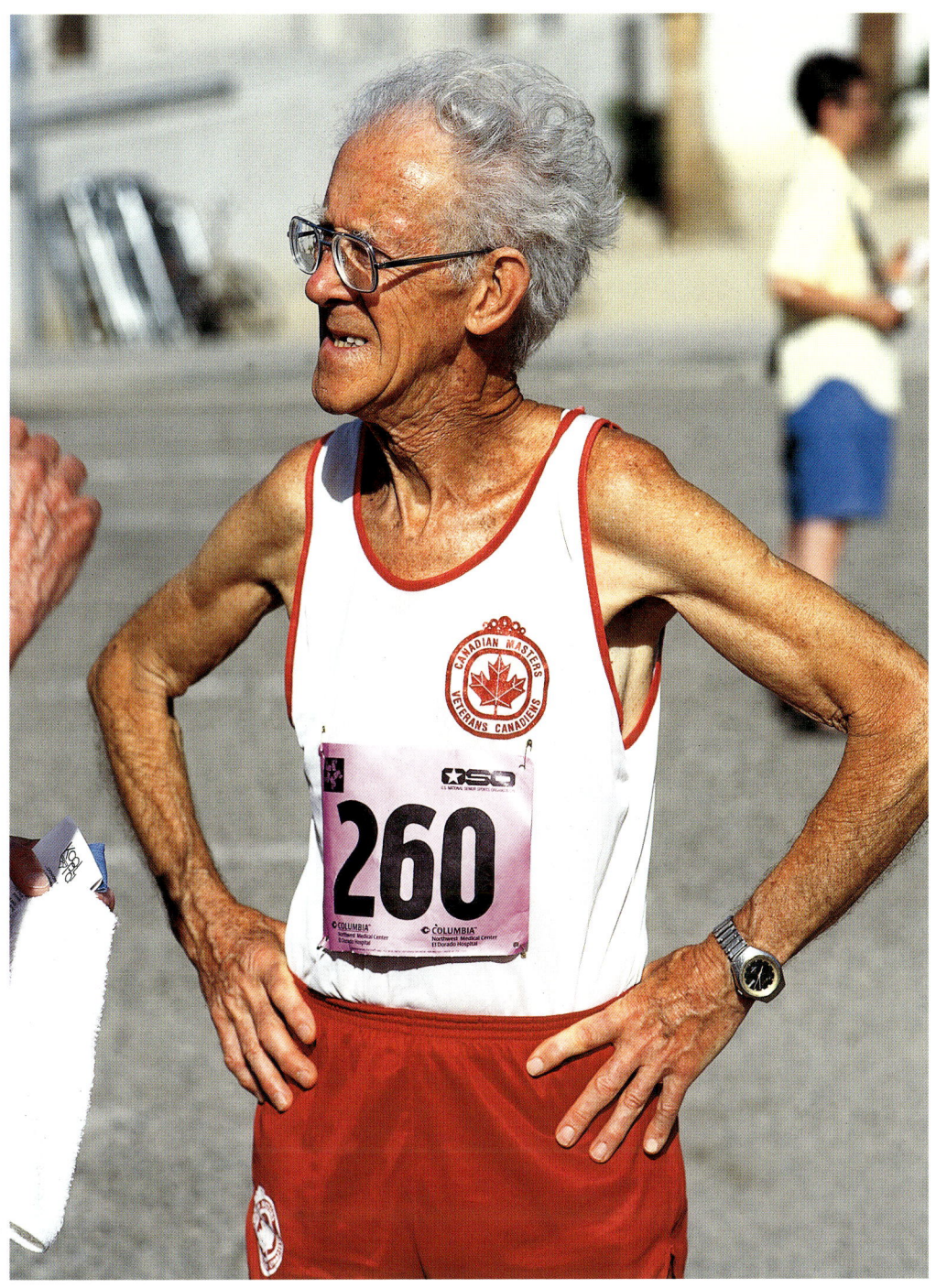

Es spricht also vieles dafür, schon in jungen Jahren etwas für eine ungetrübte Mobilität im Alter zu tun. Richtiges Gehen nach „Formel-1" mit angemessener Abrolltechnik kann vielen alten Menschen den Gehstock, den Rollator und schließlich den Rollstuhl ersparen. Wer – wie die Mehrzahl – etwa ein Fünftel seiner Arbeitszeit für seine finanzielle Ausstattung im Alter aufwendet, wird doch für seine gute Beweglichkeit im Alter auch ein paar Minuten „Training im Vorübergehen" abzweigen können.

Sie wollen doch bestimmt etwas von Ihrer Rente haben?

Rollback der Rückenschmerzen

Millionen Deutsche haben Rückenschmerzen. Wenn die Ursachen auch vielfältig sind, so liegen die häufigsten doch sicherlich im Bewegungsapparat selbst: im falschen Gehen und Laufen, im übermäßig langen Sitzen sowie in einseitigen Bewegungsabläufen bei der Arbeit und beim Sport. Die gute Nachricht für Rückengeplagte lautet: *Die richtige Bewegungsstrategie leitet den erzwungenen Rückzug – das Rollback – Ihrer Rückenschmerzen ein.* Wir wollen hier zwar nicht zu kriegerisch werden (die Bewegungsformen

Gehen und Laufen nach „Formel-1" richtet den Körper wieder auf und macht Rückenschmerzen vergessen.

beim Militär sind ja auch nicht gerade rückenschonend), aber wir wollen den bestehenden Rückenschmerzen doch ihre Grenzen zeigen und neue möglichst wirksam abschrecken.

Gewinnen Sie den mächtigen und geheimnisvollen Mr. I. als Ihren natürlichen Verbündeten, indem Sie ihn aus seiner Stressstarre befreien. Durch eine betonte Rückschwungphase der Beine in den Hüftgelenken (Hüftstreckung) lässt sich Mr. I. dehnen und stabilisieren. Dieses Training macht den Hüftlendenmuskel elastischer und leistungsfähiger. Dadurch nimmt die Abschwingung der Lendenwirbelsäule nach vorn, das Hohlkreuz, ab, der Druck auf die Bandscheiben lässt nach. Die Bandscheiben können wieder mehr Flüssigkeit aufnehmen und die gesamte Wirbelsäule richtet sich infolge der Bandscheibenentlastung regelrecht auf.

Während der Nachtruhe kann sich Ihre entlastete Wirbelsäule nun so weit entspannen, dass Sie im Schlaf 3–4 cm größer werden. Und die Kreuzschmerzen, spüren Sie die noch? Nach einer Weile könnte Ihre erstaunte Antwort lauten: *„Ach, die Kreuzschmerzen ... die habe ich ganz vergessen ..."*

Dass die falschen Schuhe Rückenbeschwerden verursachen, ist ja nun kein Geheimnis mehr. Damit das absatzbetonte Stöckeln endlich aufhört, benötigen wir schlichtweg andere Schuhe. Bei diesen Schuhen sollte das Fersenprofil wenigstens auf demselben Niveau wie das vordere Fußprofil verlaufen.

Noch besser in der Wirkung wäre aber der so genannte Negativabsatz. Durch diesen Kunstgriff würde der Drehpunkt der Schuhsohle genau in die Achsverlängerung des oberen Sprunggelenkes verlegt, sodass die Ferse in der vorderen Belastungsphase abgesenkt würde. Auf diese Weise würde die gesamte Wadenmuskulatur automatisch gedehnt.

Insgesamt umfasst die Strategie zur Vorbeugung von Rückenbeschwerden die folgenden Elemente, die im restlichen Teil dieses Buches ausführlich mit Übungsprogramm beschrieben werden:

❚ richtiges Schuhwerk

❚ Intensivstretching der Wadenmuskulatur zum Ausgleich der Stressspannung. Da auch ein elastischer Muskel nach 90 Minuten Belastung wieder in eine Stressspannung gerät, sollten Sie das Intensivstretching bei Dauerbelastung regelmäßig – am besten alle 2 Stunden – wiederholen.

❚ Antagonistentraining zur Wadenmuskulatur durch gezielte Kräftigung der vorderen Schienbeinmuskulatur mithilfe des wiederholten Hackengangs

❚ Intensivstretching der Hüftbeugemuskulatur, besonders Mr. I.

❚ Antagonistentraining zur Hüftbeugemuskulatur durch Kräftigung der Bauch- und Gesäßmuskulatur

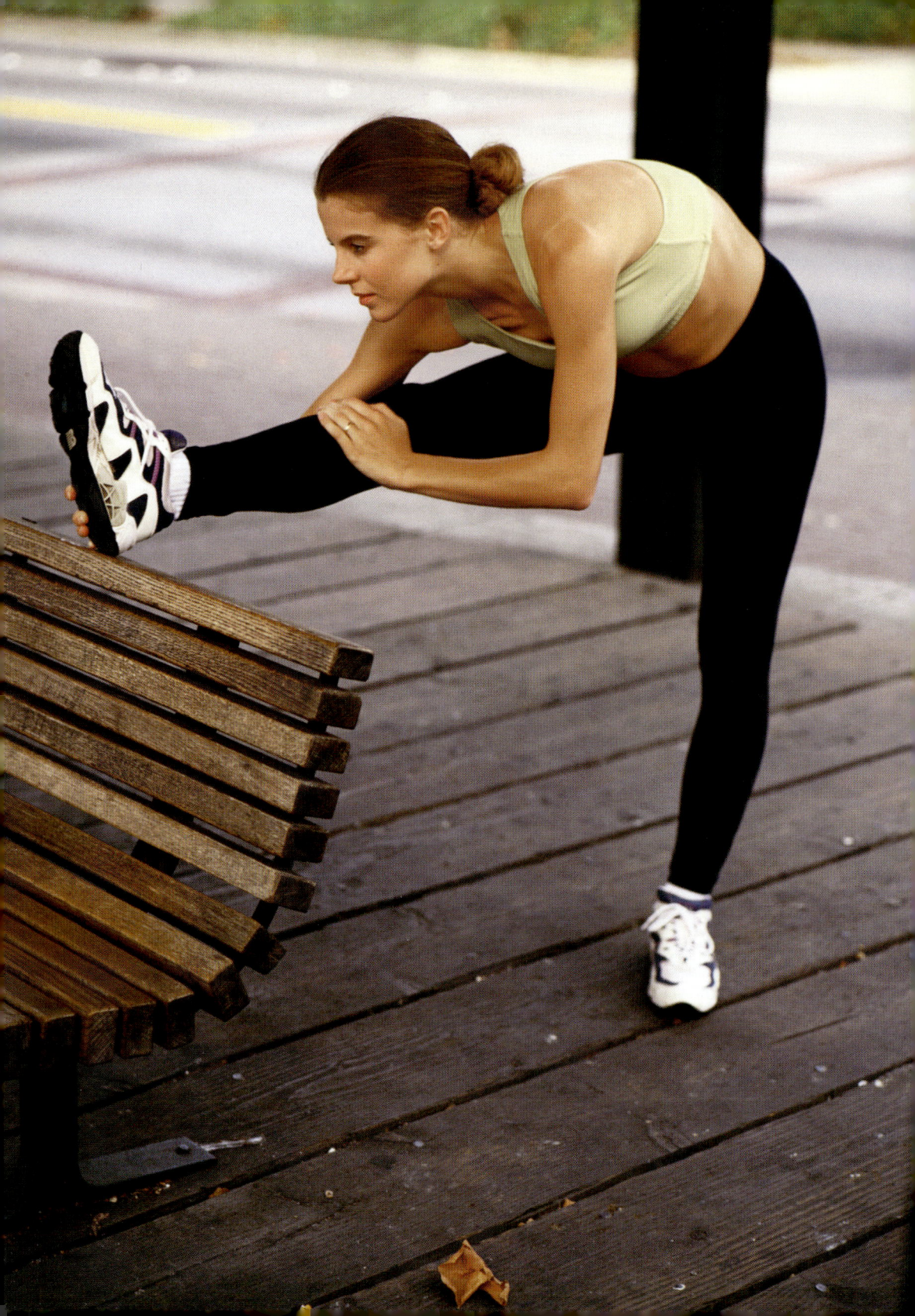

Fitnessprogramm
für die „Formel-1"

Intensivstretching und Antagonistentraining an Fuß und Unterschenkel

Da Funktionsstörungen des Bewegungsapparates fast immer auf dem Ungleichgewicht zusammenwirkender Muskelgruppen beruhen, kommt es bei der ursächlichen Behandlung und Vorbeugung darauf an, gestresste Muskeln zu dehnen und entkräftete Antagonisten gleichzeitig zu stärken.

Das Grundprinzip des Intensivstretchings besteht darin, verkürzte Muskel-Sehnen-Gruppen nach einer Belastung mindestens 7 Sekunden lang zu dehnen. Intensivstretching ist nach Belastungseinheiten, z. B. nach einer zweistündigen Wanderung oder einem halbstündigen Dauerlauf, besonders gut getimt, um die entstandene Stressspannung auszugleichen. Auch das Antagonistentraining wirkt wie ein aktives Stretching, da die Anspannung der

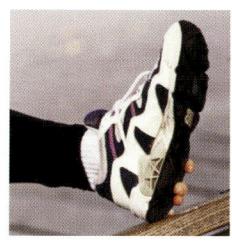

geschwächten Antagonisten gleichzeitig eine Dehnung der verkürzten Agonisten auslöst.

Wie jedes Training beruht auch das Intensivstretching auf Wiederholung. Ein einmal gedehnter Muskel behält nämlich seine Elastizität nicht auf Dauer. Bei fortgesetzter Belastung hält die Dehnungswirkung nur etwa 90 Minuten lang an. Daher empfiehlt sich bei intensiver

Bei intensiver Belastung empfiehlt sich ein Stressausgleich im 2-Stunden-Takt.

Belastung ein Stressausgleich im 2-Stunden-Takt.

Stretching plus Antagonistentraining erweitert die Elastizität, die als Bewegungsumfang eines Gelenks (Gelenkamplitude) gemessen werden kann, um mindestens 10 Prozent. Dieser Orientierungswert wird im Einzelfall noch weit übertroffen. Ein reines Krafttraining dagegen, das nicht von Lockungsmaßnahmen begleitet wird, vermindert die Gelenkamplitude um mehr als 10 Prozent. Es ist daher, wie auch die Präsentationen der Bodybuilder beweisen, zu einer Gangschulung wenig geeignet. Der günstige Effekt des Krafttrainings bei Rückenbeschwerden beruht vor allem auf der Kräftigung der muskulären Antagonisten zu Mr. I. an Bauch und Po und auf der generellen Stärkung des gesamten Rückens.

Wegen des geringen Zeitaufwandes lässt sich das Stretchingprogramm für Füße und Unterschenkel problemlos in jeden Tagesablauf einbauen und als „Training im Vorübergehen" praktizieren. Die einfachen Übungen sind ohne weiteres in Wartezeiten, beim Telefonieren, im Auto, auf engstem Raum im Flugzeug usw. durchführbar. Wenn Sie beispielsweise den „Bewegungskiller Rolltreppe" nicht umgehen können, nutzen Sie doch einfach das mühelose Gleiten, um Ihre verkürzten Wadenmuskeln durch Stretching zu entspannen. Auch die Zeit beim Telefonieren lässt sich nicht nur durch Kritzelzeichnungen (eine weitere Form der Entspannung!), sondern auch durch Dehnungsübungen auflockern, denn Stretching ist auch gleichzeitig Vergnügen.

Beim Üben ist es wichtig, dass Sie alle Dehnungspositionen in behutsamer und schonender Bewegungsfolge einnehmen, damit die Nervenrezeptoren im Muskel (Muskelspindeln)

Intensivstretching ist ein zeitgemäßes „Training im Vorübergehen" und macht zudem Spaß.

nicht überreizt werden. Schnelle, abrupte Schleuderbewegungen aktivieren diese Rezeptoren, die eine Anspannung des Muskels auslösen. In einem solchen Spannungszustand kann ein Muskel durch eine sehr schnelle, schwungvolle Bewegung leicht verletzt werden. Wenn die Schleuderkraft voll auf den angespannten Muskel trifft, drohen Muskelzerrungen und -faserrisse. Für Ihr Training bedeutet dies: Schleudergymnastik ist out – behutsame und schonende Stretchingpositionen sind in.

Achten Sie in jeder Position darauf, eine Dehnungszeit von mindestens 7 Sekunden einzuhalten, um den Stress aus dem Bewegungsapparat zu vertreiben. Kürzere Dehnungszeiten sind wenig effektiv. Die entspannende Wirkung des Stretchings können Sie durch Ruhe, Wärme (zum Beispiel warme Dusche auf gestresste Muskelpartien) und betontes Ausatmen noch steigern.

Die folgenden Dehnungstechniken haben sich in der Praxis bewährt:

▌ Beim passiven Stretching wirkt eine von außen kommende Kraft entspannend auf den verkürzten Muskel, zum Beispiel durch Abstützen an der Wand, durch den Übungspartner oder durch den Zug der gegenüberliegenden Hand.

▌ Beim aktiven Stretching werden die verkürzten Agonisten durch Anspannung der Antagonisten gedehnt. So bewirkt zum Beispiel die Anspannung der Schienbein- eine Entspannung der Wadenmuskulatur.

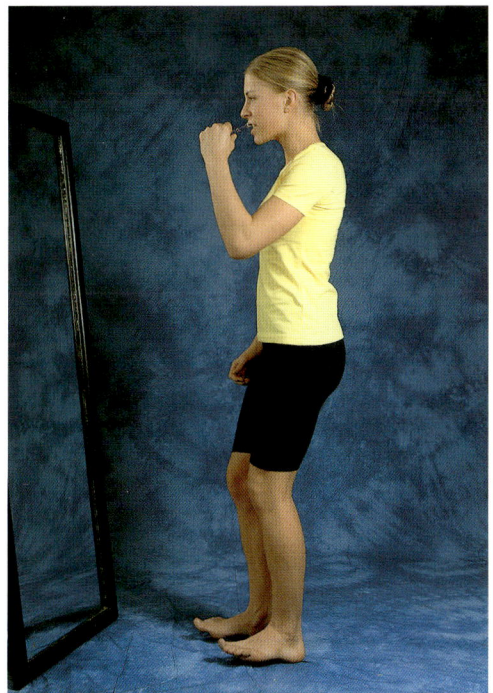

*Zähneputzen im Hackengang zur gezielten Ver-
stärkung der vernachlässigten vorderen Schienbeinmuskulatur durch ständiges Spitzfußgehen.*

▮ Bei der Kontakt-Relax-Methode wird der
Muskel vor der Dehnung zunächst 7 Sekunden
lang konzentrisch (in Mittellage, weder verkürzt
noch gedehnt) angespannt und nach einer
kurzen Phase der Entspannung weitere 7 Sekunden lang passiv gedehnt.
▮ Die exzentrische Relaxation beginnt mit 7 Sekunden passiver Dehnung, danach erfolgt eine
7 Sekunden lange isometrische Anspannung

(bei gleich bleibender Muskellänge) im gedehn-
ten (exzentrischen) Zustand und zuletzt wieder
eine passive Dehnung für 7 Sekunden. Die
exzentrische Relaxation ist die wirksamste Form
des Stretchings.

Neben der regelmäßigen Dehnung der gesamten Beugemuskulatur im Waden-Fersen-Bereich
und an der Fußsohle spielt das Krafttraining der
vorderen Schienbeinmusku-
latur (Antagonistentraining)
eine entscheidende Rolle,
um die muskulären Voraus-
setzungen für das Gehen
und Laufen nach „Formel-1 "

**Beginnen Sie den
Tag mit Zähne-
putzen im Hacken-
gang.**

zu schaffen oder zu verbessern. Das Antagonistentraining ergänzt das Intensivstretching in
idealer Weise.

Der logische Ausgleich zum Spitzfußgang ist
der Hackengang. Getreu der Devise *„Immer
dasselbe macht nicht nur dumm, sondern auch
krank",* sollte jeder absatzbetonte Spitzfußgeher sein „Training im Vorübergehen" gleich
morgens mit Zähneputzen im Hackengang
beginnen. So einfach ist das Antagonistentraining an Fuß und Unterschenkel!

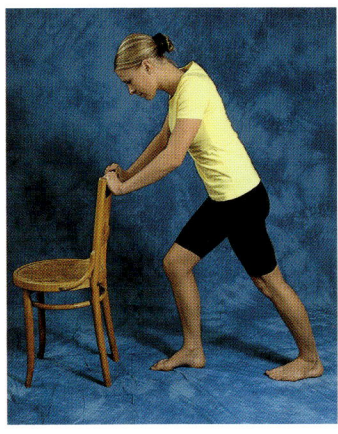

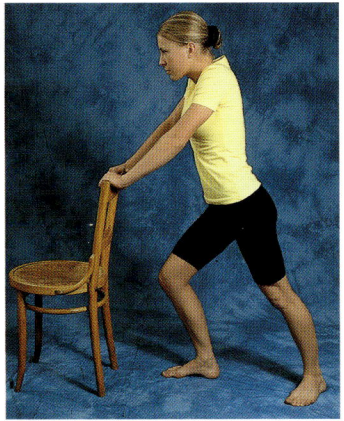

Zur Dehnung Ihrer äußeren Wadenmuskulatur bleibt dieselbe Dehnungsposition erhalten, während Sie die Ferse nach innen drehen.

Zur Dehnung Ihrer Wadenmuskulatur stehen Sie im Ausfallschritt und stützen den Oberkörper mit beiden Händen ab. Über das gebeugte vordere Bein verlagern Sie Ihr Becken maximal nach vorne, wobei das hintere Kniegelenk gestreckt ist und die Ferse fest am Boden bleibt.

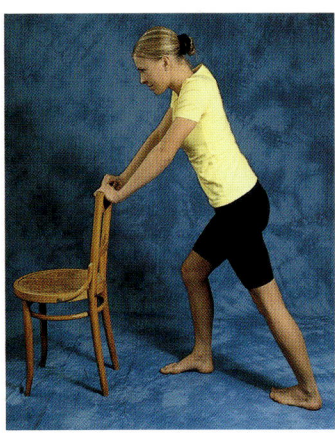

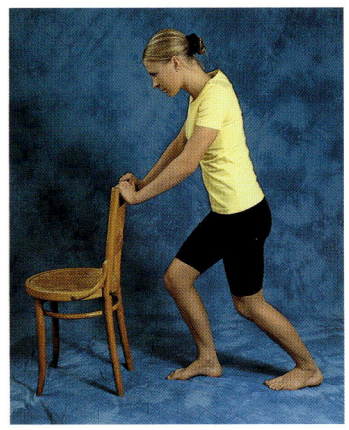

Zur Dehnung Ihrer Achillessehne beugen Sie nun das Kniegelenk des hinteren Beines bis 30 Grad. Die Ferse bleibt fest am Boden, wodurch der Dehnungspunkt sich nach unten zur Achillessehne hin verlagert.

Zur Dehnung Ihrer inneren Wadenmuskulatur im mittleren Drittel bleibt die typische Dehnungsposition der letzten Übung erhalten. Sie drehen nun lediglich die Ferse maximal nach außen.

Hinweis: Falls Ihnen die folgende Übung noch nicht gelingt, machen Sie bitte vorläufig mit der übernächsten Übung weiter.

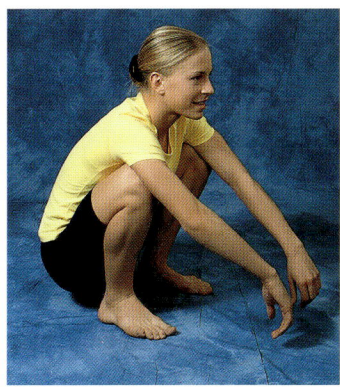

Zur Dehnung Ihrer Achillessehne und Ihrer unteren Rückenmuskulatur gehen Sie in die tiefe Entspannungshocke: Ihre beiden Kniegelenke sind scharnierartig nach vorne (nicht nach der Seite!) gerichtet, Ihre Füße stehen parallel und Ihre Fersen haben festen Bodenkontakt, während Sie Ihr Becken maximal zum Boden führen. Stützen Sie Ihre beiden Oberarme auf den Kniegelenken ab.

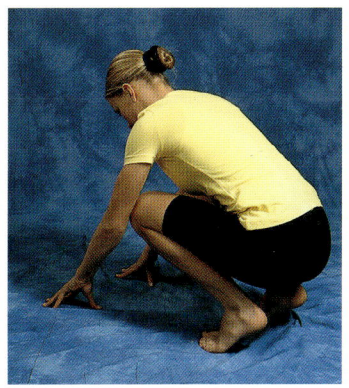

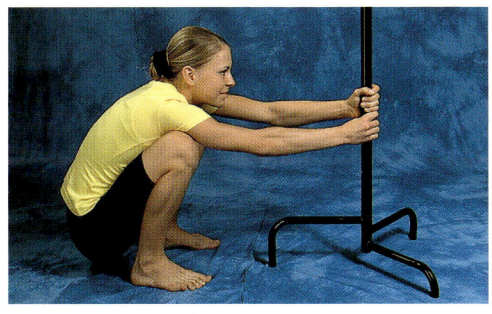

Zum Erlernen der Entspannungshocke halten Sie sich mit beiden Händen fest und gehen in tiefe Hockposition. Die Fersen sollen fest auf dem Boden stehen. In dieser Stellung spannen Sie Ihre Wadenmuskeln 7 Sekunden lang exzentrisch (in gedehntem Zustand) an und entspannen sie anschließend wieder.

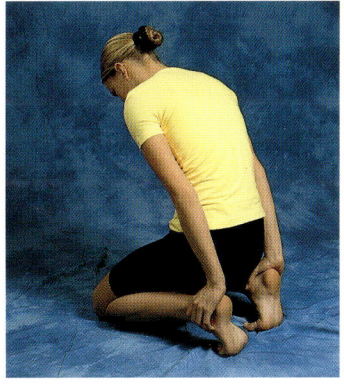

Zur Dehnung Ihrer beiden Fußsohlen schwingen Sie sich aus der tiefen Entspannungshocke nach vorne und kippen auf beide Kniegelenke. Die Fußsohlendehnung lässt sich noch intensivieren, wenn Sie mit beiden Hände nach hinten auf die Fersen drücken.

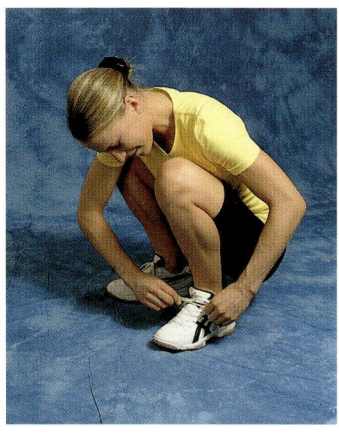

Praktizieren Sie beim An- und
Ausziehen Ihrer Schuhe die Entspannungshocke. Bei der Betäti-
gung der linken und rechten
Schuhseite machen Sie jeweils
eine leichte Körperdrehung.
Dadurch wird Ihre Achillessehne
an der Außenseite und Ihre untere
Rückenmuskulatur stärker
gedehnt.

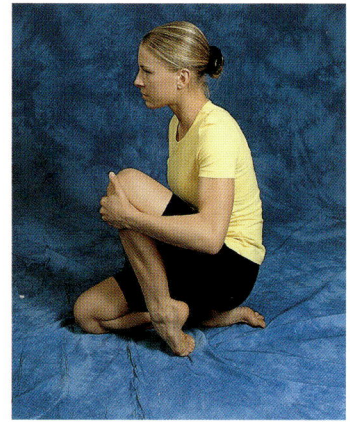

Zur Dehnungsverstärkung der
Strecksehnen Ihrer Großzehen
heben Sie ein Kniegelenk mit
einer Hand an und schleifen den
Fuß langsam nach vorne.

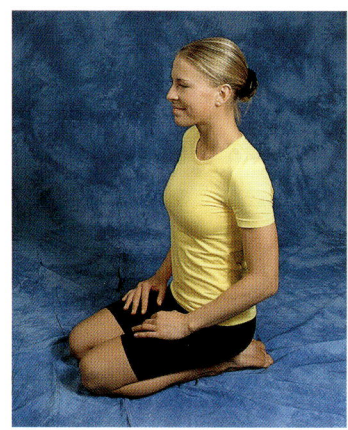

Zur Dehnung Ihrer vorderen
Schienbeinmuskulatur liegen Sie
auf den Knien und strecken beide
Füße nach hinten. Eine Dehnungs-
verstärkung erreichen Sie durch
Absetzen auf beide Füße.

Antagonistentraining an Fuß und Unterschenkel

1. Der Hackengang mit seitlicher Versetzung der Füße trainiert neben der vorderen Schienbeinmuskulatur auch die seitliche Wadenbeinmuskulatur und stabilisiert speziell die Außenbänder. Diese Übung ist daher besonders geeignet für Personen mit der Tendenz zum Umknicken.

2. Im Hackengang nach vorne erreichen Sie eine konzentrische Anspannung der vorderen Schienbeinmuskulatur.

3. Rückwärts treppauf Steigen ist eine exzellente Übung, um die vordere Schienbeinmuskulatur in exzentrischer Stellung zu kräftigen.

Hinweis: Beim Muskelkrafttraining besteht ein Übungsteil (Set) aus 7 Wiederholungen. Eine Trainingseinheit umfasst 3–5 Sets. Selbstverständlich werden alle Übungen, sowohl beim Dehnungswie auch beim Krafttraining, doppelseitig durchgeführt. Bei einseitigem Kraft- bzw. Dehnungsdefizit kann die Übung dieser Seite betont werden.

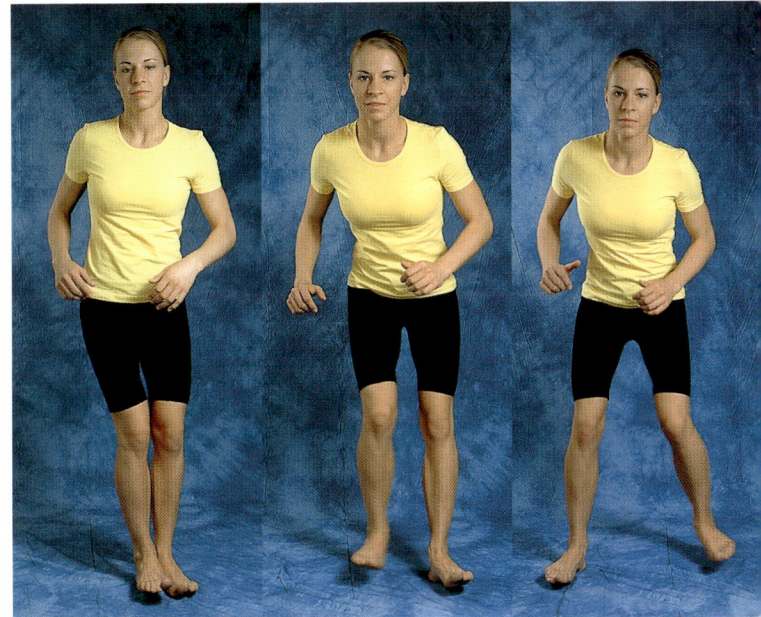

1.

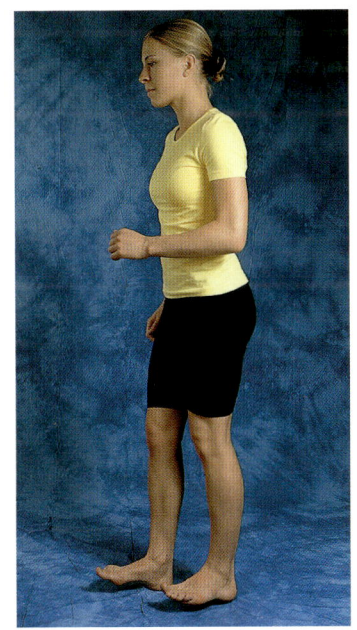

2.

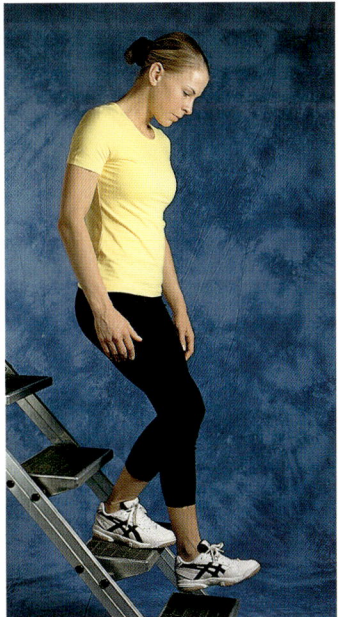

3.

Intensivstretching und Antagonistentraining an Oberschenkel, Becken und Wirbelsäule

Hier geht es vor allem um den richtigen Umgang mit Mr. I. (alias Musculus iliopsoas), dem weder sicht- noch tastbaren Muskelpaket, das tief im Becken zwischen Wirbelsäule und Hüftgelenken verläuft. Mr. I. ist *der* Geh- und Laufmuskel des Menschen, der beide Beine in den Hüftgelenken beugt bzw. nach vorne und in die Höhe katapultiert. Mr. I. befindet sich, wie bereits ausführlich erläutert, in permanenter Stressspannung, weil wir falsch laufen und zu viel sitzen. Durch seinen Dauerstress ist Mr. I. wesentlich an der Entstehung von Rückenschmerzen beteiligt. Seine Verspannung behindert nämlich nicht nur die Streckung der Beine im Hüftgelenk, sondern zieht auch die Lendenwirbelsäule in eine erzwungene Hohlkreuzposition. Dadurch werden die hinteren Bandscheibenhälften verstärkt unter Druck gesetzt, was nicht selten mit einem Bandscheibenvorfall endet.

Betrachtet man den Wirbelkörper von hinten oben wie eine Uhr, so sind besonders die 4-Uhr- und die 8-Uhr-Position gefährdet, weil hier der Schutz des Längsbandes fehlt. Wenn die Bandscheibe hier „ausbüxt", kann sie direkt auf eine der Nervenwurzeln treffen, die links und rechts

Schneeschaufelbewegungen sind Bandscheibenkiller.

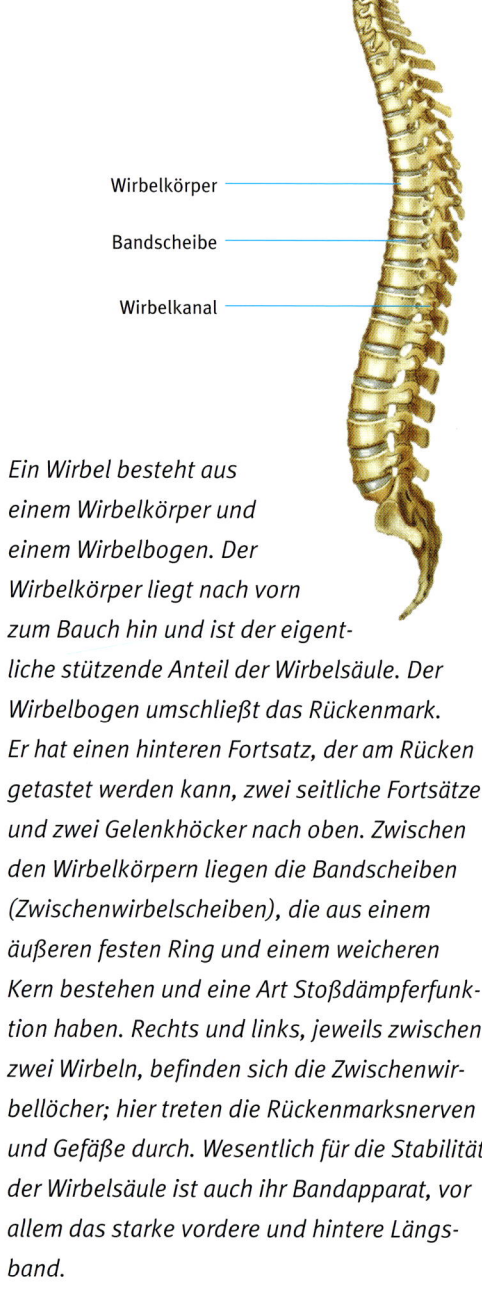

Wirbelkörper

Bandscheibe

Wirbelkanal

Ein Wirbel besteht aus einem Wirbelkörper und einem Wirbelbogen. Der Wirbelkörper liegt nach vorn zum Bauch hin und ist der eigentliche stützende Anteil der Wirbelsäule. Der Wirbelbogen umschließt das Rückenmark. Er hat einen hinteren Fortsatz, der am Rücken getastet werden kann, zwei seitliche Fortsätze und zwei Gelenkhöcker nach oben. Zwischen den Wirbelkörpern liegen die Bandscheiben (Zwischenwirbelscheiben), die aus einem äußeren festen Ring und einem weicheren Kern bestehen und eine Art Stoßdämpferfunktion haben. Rechts und links, jeweils zwischen zwei Wirbeln, befinden sich die Zwischenwirbellöcher; hier treten die Rückenmarksnerven und Gefäße durch. Wesentlich für die Stabilität der Wirbelsäule ist auch ihr Bandapparat, vor allem das starke vordere und hintere Längsband.

aus dem Rückenmark entspringen. Dies ist auch der Grund, warum vor allem Drehbewegungen häufig zu Bandscheibenschäden führen, vor allem wenn die Rückenmuskulatur schwach ausgebildet ist. Daher sind schwungvolle Drehbewegungen, wie zum Beispiel beim Schneeschaufeln, aber auch beim Golf, Kegeln, Tennis, Hockey oder Snowboarding, regelrechte Bandscheibenkiller, wenn die Rückenmuskeln schwächeln.

Ein gestresster Mr. I. gefährdet aber nicht nur die Wirbelsäule, sondern verkürzt mit der Zeit auch die Schrittlänge. Spitzenläufer, deren Lauftempo von der Schrittlänge abhängt, wissen daher ein gezieltes Intensivstretching im Oberschenkel-Hüft-Bereich besonders zu schätzen. Stretching in diesem Gebiet ist ein wirksames Schrittlängentraining.

Auf den Etagen 2 und 3 (Hüfte und Lendenwirbelsäule) spielt das Antagonistentraining eine ganz besondere Rolle, da die Antagonisten von Mr. I. heutzutage in der Regel untrainiert daherkommen. Die Bauchmuskulatur ist erschlafft und trägt so indirekt zum Hohlkreuz bei. Die Gesäßmuskulatur, der Treppensteiger, ist durch das gewohnheitsmäßig lange Sitzen überdehnt und durch die überall vorhandenen Aufstiegshilfen (Rollband, Rolltreppe, Fahrstuhl, Sessellift, Auto) ganz einfach unterfordert.

Golf als typische Rotationssportart belastet Rücken und Bandscheiben und ist daher auf eine starke Rückenmuskulatur angewiesen.

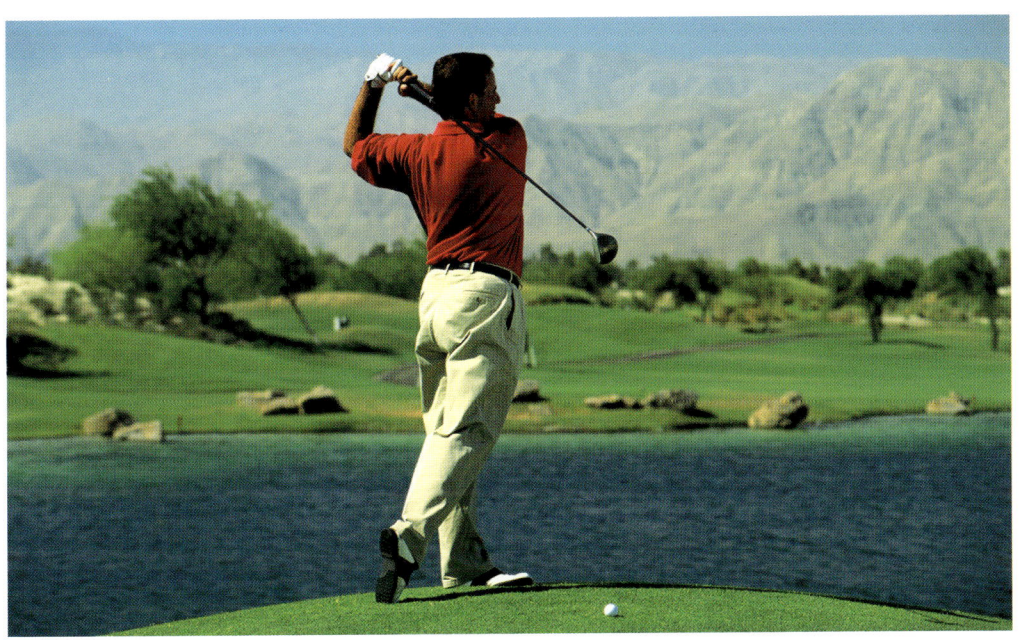

Kleiner Ausflug in die Berge

Gestatten Sie mir, als ehemaligem Vorsitzenden des Vereins der Berglaufenden Ärzte, einen kleinen Exkurs in die Berge. Es ist ja kurios, selbst beim Erholungsurlaub in den Bergen kann der doch eigentlich „sitzgeplagte" Mensch nicht auf Aufstiegshilfen verzichten und wählt grundsätzlich die verkehrte Wegrichtung: per Lift bergan und zu Fuß ins Tal.

Die eherne Grundregel der Vorbeugemediziner zum Urlaub in den Alpen sieht aber mit gutem

Langsam und mit tiefem Atem bergan, bergab mit der Seilbahn.

Grund das genaue Gegenteil vor: Gehen Sie langsam und mit tiefem Atem bergauf und fahren Sie mit der Seilbahn bergab. Oder lockern Sie den Abstieg durch wiederholtes Rückwärtsgehen auf.

Bergauf zu gehen ist eine wunderbare Art der Bewegung. Zum einen geschieht der Aufstieg langsam und somit gelenkschonend und zum anderen kann der gesamte Fuß beim Anstieg leichter über den Boden abgerollt werden als auf flachem Grund oder beim Abstieg. Dies gestattet, wie Sie bereits wissen, eine intensive Dehnung der Wadenmuskeln und Achillessehnen. Die Wirbelsäule nimmt beim Aufstieg eine optimale Achsstellung ein. Bergwandern hinauf zum Gipfel oder zu einem Aussichtspunkt auf halber Höhe ist eine herrliche

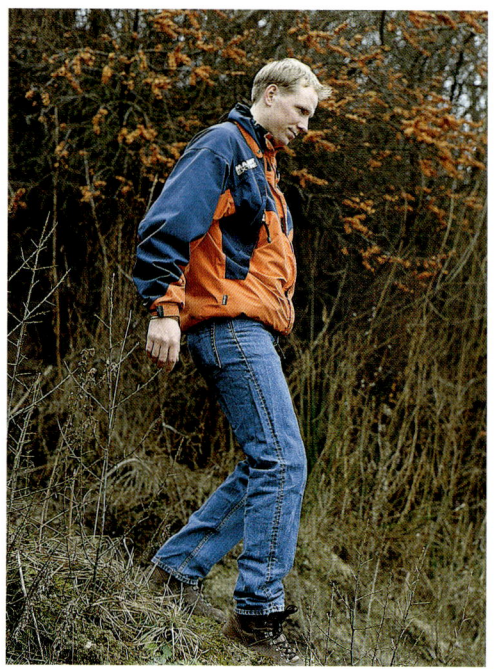

Rückwärts bergauf ist entlastend für Rücken und Beingelenke, der wiederholte „Rückwärtsgang" verhindert einseitige Muskelbelastungen der Beine.

Gelegenheit, um das befreite Gehen nach „Formel-1" einzuüben oder zu praktizieren. Übrigens können Sie auch beim Aufstieg streckenweise rückwärts gehen, wenn Sie eine einseitige Ermüdung in der Beinmuskulatur spüren. Durch den Rückwärtsgang wird das Zusammenspiel zwischen Agonisten und Antagonisten umgekehrt, sodass einseitig überforderte Muskelabschnitte wieder regenerieren können.

Beim Bergabstieg ist alles anders. Zunächst einmal ist die Wirbelsäule stärker gefährdet, weil man beim Abstieg infolge der Spitzfußlage eine verstärkte Hohlkreuzposition einnimmt. Aber auch die Beingelenke werden bergab verschärft belastet, weil das abrupte Bremsen beim Gehen intensive Kraftspitzen produziert. Da der Fuß beim Hinuntersteigen primär punktuell mit der Ferse aufsetzt und somit eine geringe Reibungsfläche zum Untergrund hat, ist die Sturzgefahr auf dem Weg ins Tal erhöht.

Abhilfe schafft der zeitweilige Rückwärtsgang: Die Hohlkreuzposition wird vermieden, die Beingelenke werden weniger belastet und die Wadenmuskeln regelmäßig gedehnt. Das Sturzrisiko beim Rückwärtsgehen ist nach einiger Übung geringer als beim Vorwärtsgehen, weil der gesamte Fuß abrollen kann. Legen Sie daher talwärts immer wieder den Rückwärtsgang ein.

Wie beim Joggen in der richtigen Lauftechnik müssen Sie beim Bergwandern in der richtigen Technik nur noch darauf achten, nicht außer Puste zu geraten. Der typische Berglergang ist ein atemgesteuertes Ausdauertraining, bei dem sich die Beinfrequenz nach dem Atemrhythmus richtet. Atmen Sie – am besten bei geschlossenem Mund durch die Nase – über drei Schritte ein und bei den drei folgenden Schritten wieder durch die Nase aus. Durch die Nasenatmung wird der Sauerstofftransportweg zur Lunge bewusst verlängert und damit der so genannte Totraum des Gasaustausches vergrößert. Als „Totraum" wird der luftgefüllte Bereich der Atemwege bezeichnet, der nicht zum Austausch von Sauerstoff und Kohlendioxid genutzt werden kann (siehe auch S. 103).

Der Sinn dieser Maßnahme ist die individuell angemessene Leistungsbegrenzung, denn mit dieser Technik des atemkontrollierten Ausdauertrainings kann die Trainingszone mit ausreichender Sauerstoffversorgung (aerobe Zone) praktisch nicht überschritten werden. Der Bergwanderer gerät nicht in Sauerstoffschuld und muss nicht mit Seitenstichen rechnen. Atemgesteuertes Training eignet sich optimal zur Leistungsbegrenzung in allen Ausdauersportarten.

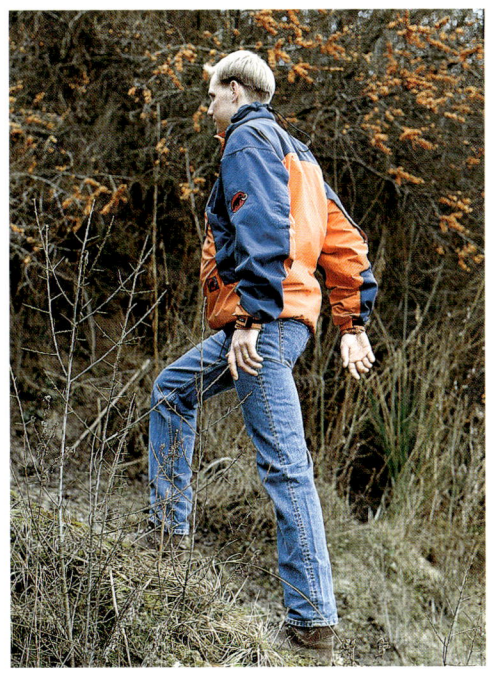

Lange Bergabstrecken belasten Rücken (Hohlkreuz) und Beingelenke. Wiederholt rückwärts bergab schont den Rücken und dehnt ganz nebenbei die Waden und Achillessehnen.

Verlassen wir aber die wunderbare Welt der Berge wieder und schauen uns noch einmal die Übungssituation im Hüftgelenk an. Bisher haben wir dort nur Mr. I. beachtet. Doch auch der oft stressverkürzte mittlere Oberschenkelstrecker (Musculus rectus femoris) ist zu einem beachtenswerten Hindernis im Laufverhalten des Menschen geworden und wird daher in unser Übungsprogramm einbezogen. Der mittlere Oberschenkelstrecker ist ein zweigelenkiger Muskel, der sowohl zur Beugung im Hüftgelenk als auch zur Kniestreckung beiträgt. Beschwerden im Bereich der Kniescheibenspitze gehen häufig auf einen verspannten mittleren Oberschenkelstrecker zurück.

Ein Ungleichgewicht zwischen dem äußeren (Musculus vastus lateralis) und dem inneren Oberschenkelstrecker (Musculus vastus medialis) kann zu Verrenkungen der Kniescheibe führen: Wenn das Kraftpotenzial des Vastus lateralis überwiegt, kann die Kniescheibe verstärkt an ihrem äußeren Begrenzungswall reiben, was wehtut, oder bei ungünstigen Außenrotationsbewegungen ganz aus ihrem Gleitlager rutschen. Operationen können vermieden werden, wenn der innere Oberschenkelstrecker gekräftigt und der äußere gedehnt wird.

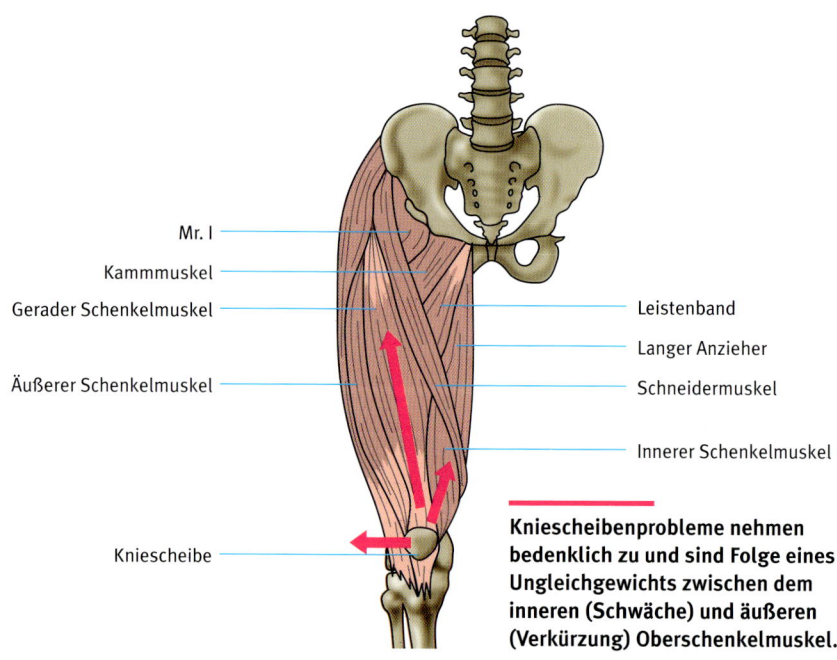

Mr. I

Kammmuskel

Gerader Schenkelmuskel

Äußerer Schenkelmuskel

Kniescheibe

Leistenband

Langer Anzieher

Schneidermuskel

Innerer Schenkelmuskel

Kniescheibenprobleme nehmen bedenklich zu und sind Folge eines Ungleichgewichts zwischen dem inneren (Schwäche) und äußeren (Verkürzung) Oberschenkelmuskel.

Intensivstretching an Oberschenkel, Becken und Wirbelsäule mit Auswirkungen auch auf das Knie

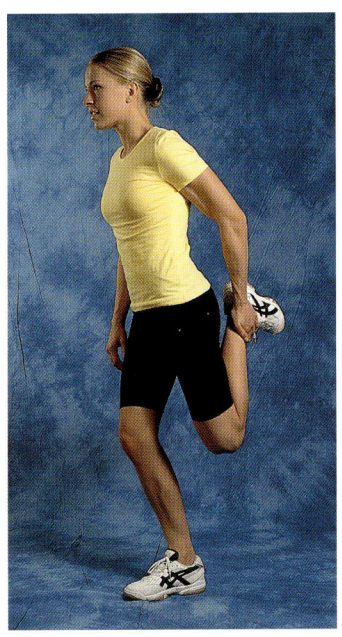

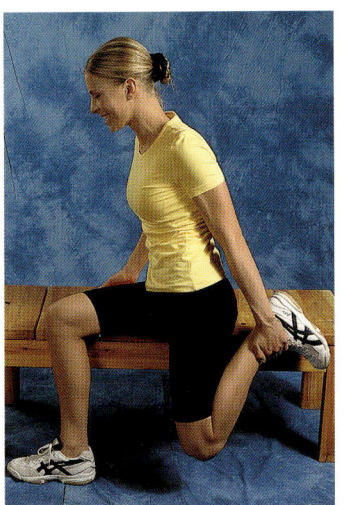

Dehnung Ihres mittleren Oberschenkelstreckers im Sitzen schräg auf einer Bank oder auf einem Stuhl: Strecken Sie das äußere Bein im Hüftgelenk maximal und ziehen Sie das gebeugte Kniegelenk am Fußrücken heran. Verlagern Sie dabei den Oberkörper nach vorn. Wiederholen Sie die Übung auf der Gegenseite.

Zur Dehnung Ihres mittleren Oberschenkelstreckers stellen Sie sich mit maximaler Streckung im Hüftgelenk und einseitig gebeugtem Kniegelenk hin. Umfassen Sie nun den Fußrücken des im Knie gebeugten Beines mit der Hand und ziehen den Unter- zum Oberschenkel hin. Durch leichte Beugung im Standknie und angedeutete Vorwärtsbeugung des Oberkörpers vermeiden Sie eine verstärkte Hohlkreuzposition. Wiederholen Sie die Übung auf der Gegenseite.

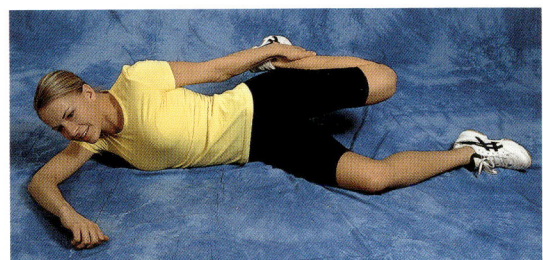

Dehnung Ihres mittleren Oberschenkelstreckers im Liegen: Sie liegen auf der Seite mit maximaler Hüftstreckung und gebeugtem Kniegelenk des oberen Beines. Umfassen Sie den Fußrücken des im Knie gebeugten Beines mit der Hand und ziehen das Bein nach hinten. Wiederholen Sie die Übung auf der Gegenseite.

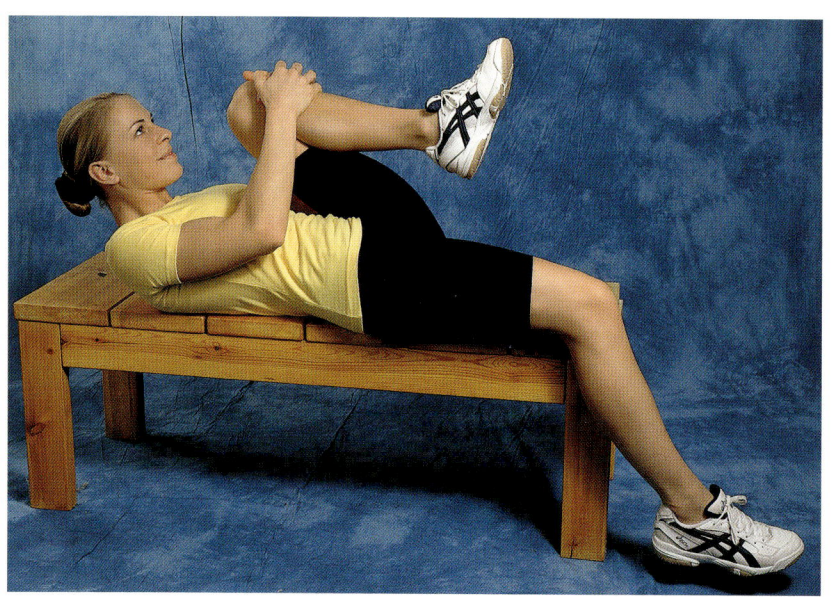

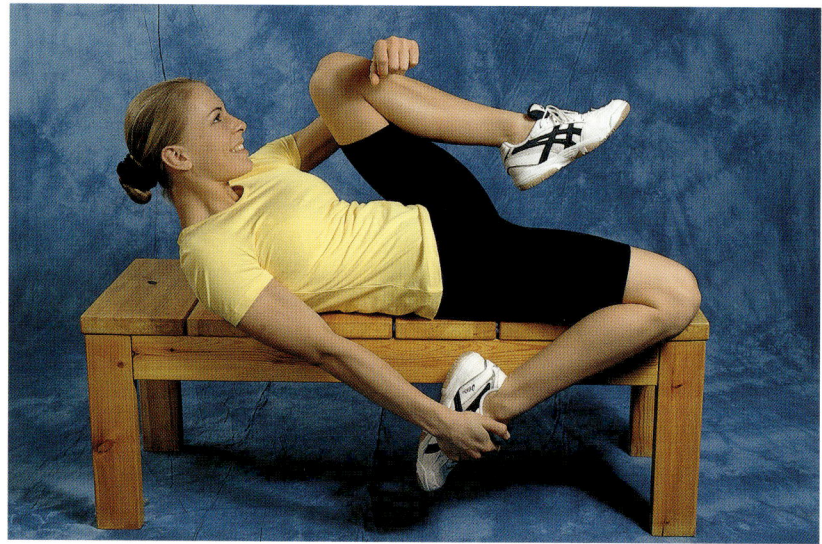

Zur Dehnung Ihres Hüftlendenmuskels (Mr. I.) begeben Sie sich in Rückenlage. Ziehen Sie dann ein Bein mit der Hand maximal zur Bauchwand hin, wobei das Becken auf der Unterlage verankert bleibt. Zur Dehnung von Mr. I. bringen Sie dann das andere Bein in gestreckter Position der Schwere nach in Hängeposition. Eine Dehnungsverstärkung erreichen Sie durch Handzug am Fußrücken des im Hüftgelenk maximal gestreckten Beines. Wiederholen Sie die Übung auf der Gegenseite.

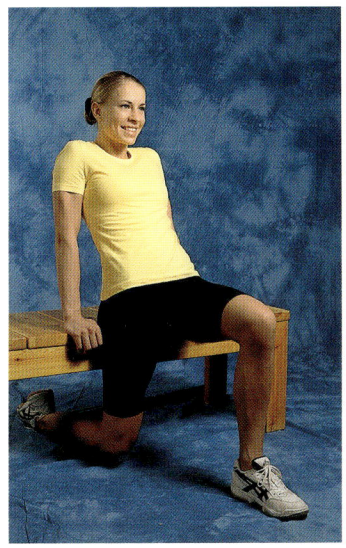

Das Dehnungsprogramm ist vollständig, wenn auch die Kniebeugemuskulatur sowie die Muskeln, die den Oberschenkel nach innen ziehen (für Fußfallfans: die so genannten Adduktoren), gedehnt werden.

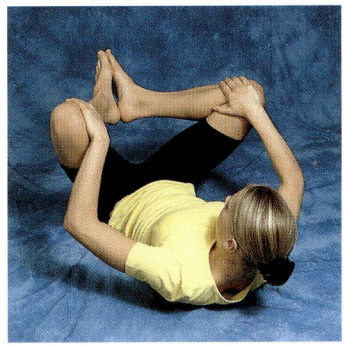

Optimal geht die Dehnung von Mr. I. (Hüftlendenmuskel) im Sitzen. Rutschen Sie an den vorderen Sitzrand und stützen Sie sich mit beiden Händen ab. Das zu dehnende Bein ist im Hüftgelenk maximal gestreckt. Der gebeugte Unterschenkel und der gestreckte Fuß werden unter der Sitzfläche weit nach hinten verlagert. Ohne ins Hohlkreuz zu gehen, führen Sie den Oberkörper maximal nach hinten.

Führen Sie in Rückenlage die beiden gebeugten Kniegelenke durch den Druck Ihrer Hände maximal nach außen. Dabei werden Ihre Oberschenkeladduktoren gedehnt. Um unterschiedliche Adduktorenfasern zu erreichen, können Sie die Übung unter verschiedenen Einstellwinkeln im Hüftgelenk wiederholen.

Sie nehmen die Rückenlage in einem Türrahmen ein und führen das zu dehnende Bein senkrecht nach oben. Ziehen Sie nun den Fuß des gestreckten Beines maximal zum Körper. Die Dehnungsintensität Ihrer Kniebeugemuskeln hängt von der Lage des Beines zum Türrahmen ab.

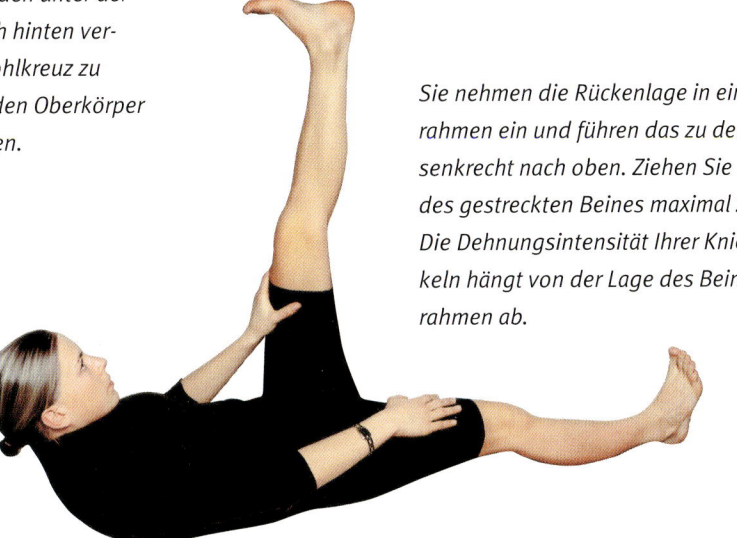

Antagonistentraining an Oberschenkel, Becken und Wirbelsäule mit Auswirkungen auch auf das Knie

Gehen Sie zum Training Ihrer geraden Bauchmuskulatur in Rückenlage und heben Sie den möglichst gestreckten Oberkörper aus gebeugten Hüft- und Kniegelenken extrem langsam an. Beide Schulterblätter heben dabei vom Boden ab.

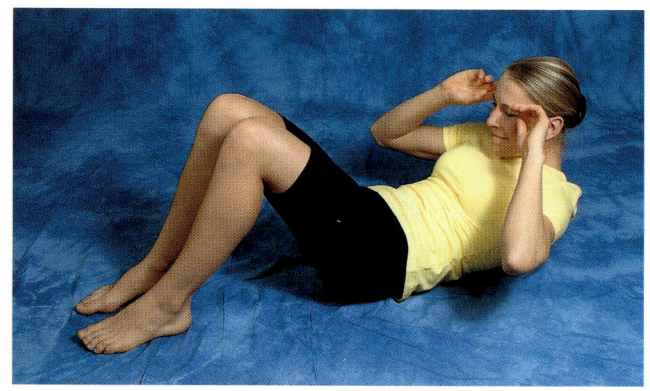

Zum Training Ihrer schräg verlaufenden Bauchmuskulatur heben Sie den Oberkörper aus der Rückenlage schräg an. Drücken Sie dabei Ihre Hand auf den gegenüberliegenden Oberschenkel. Wiederholen Sie diese Übung auf der Gegenseite.

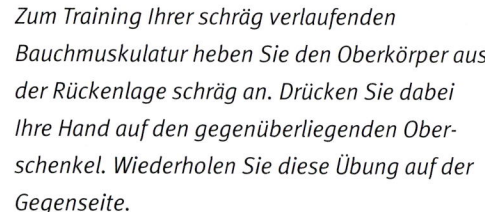

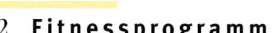

Durch Treppensteigen kräftigen Sie Ihre gesamte Gesäßmuskulatur. Treppensteigen ist ein optimaler Ausgleich für alle Sitzmenschen und Läufer (siehe auch S. 94).

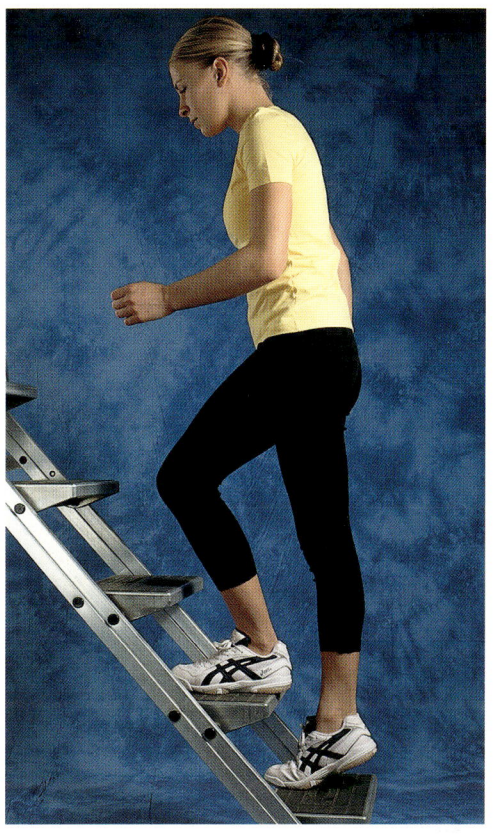

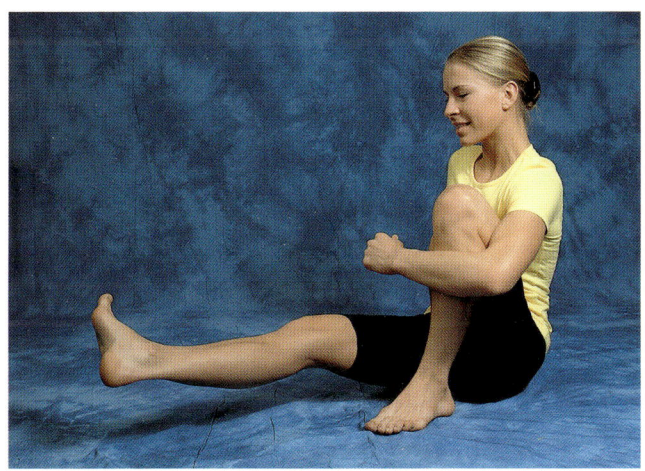

Zur Streckung des inneren Oberschenkelstreckers wird in aufrechter Sitzhaltung das maximal nach außen gedrehte Bein angehoben.

Lauftraining – Geschwindigkeit und Technik

Sie haben in diesem Ratgeber bereits erfahren, dass die Gehtechnik nach „Formel-1" und die Technik beim langsamen, ausdauernden Laufen viel gemeinsam haben. Sie wissen, dass es auf das sorgfältige Abrollen des ganzen Fußes (S. 59) und beim Laufen besonders auch auf die schwungvolle Gegenbewegung ankommt. Im folgenden Abschnitt wollen wir uns genau anschauen, welche Faktoren die Laufleistung und -geschwindigkeit beeinflussen, und wie Sie sich das Laufen möglichst leicht machen können: Welche Lauftechnik erlaubt eine hohe Laufleistung bei geringer Ermüdung?

Die Laufgeschwindigkeit hängt von der Schrittlänge und Schrittfrequenz ab.

Die Geschwindigkeit eines Läufers steht in einem direkten Verhältnis zu seiner Schrittlänge und Schrittfrequenz. Bei schneller Laufweise vermehrt sich der Boden-Fuß-Kontakt pro Zeiteinheit (schnelle Schrittfrequenz), während der Abstand der Aufsetzpunkte zunimmt (große Schrittlänge). Ein Sprinter eilt mit schnellen Stakkato-Schritten auf das Zielband zu. Die Schrittfrequenz spiegelt den Leistungszustand der Laufmuskulatur wider. Ein Erkennungsmerkmal dieses Leistungszustandes ist das Verteilungsmuster zwischen roten und weißen Muskelfasern, wobei die roten das Ausdauer- und die weißen das Sprintvermögen fördern. In

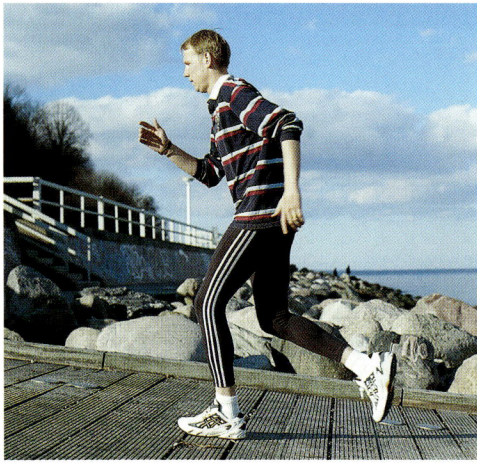

Die Formel-1-Technik im Langstreckenlauf: betonter Horizontalschub der Beine, große Schrittlänge, Abrollen des Vor- und Rückfußes mit langer Verweildauer der ganzen Fußsohle am Boden und deutlicher Rückschwung im Hüftgelenk.

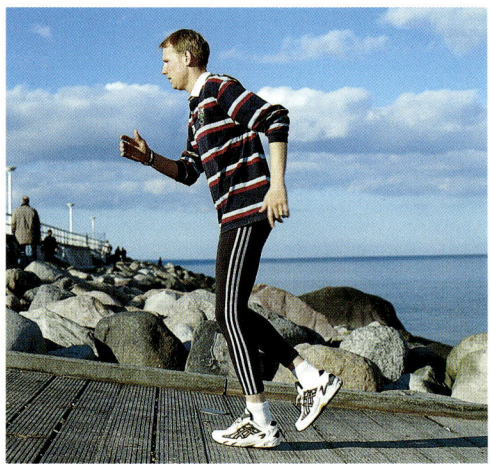

der Muskulatur von Sprintern findet man daher überwiegende weiße und bei Marathonläufern vor allem rote Fasern.

Die Schrittfrequenz hängt aber auch von der Sauerstoffversorgung (Sauerstoffaufnahmefähigkeit) des gesamten Organismus und der Laufmuskulatur ab. Die Sauerstoffversorgung ergibt sich aus den Stationen und Faktoren des Sauerstofftransports im Körper, aus

▌ der gesamten Atemkapazität (Atemminutenvolumen), die wesentlich von der Atemmuskulatur inklusive Zwerchfell bestimmt wird,

▌ dem Herzminutenvolumen, das sich aus der Größe des Herzens, seinem Aufbau und der Kraftentwicklung seiner Wandmuskulatur ergibt,

▌ der Anzahl der roten Blutkörperchen (Erythrozyten) und ihres Gehaltes an Hämoglobin, dem Sauerstoffträger im Blut, sowie aus

▌ der Größe und Anzahl der Mitochondrien in der Muskulatur, die als „Minikraftwerke der Zelle" die Energie für die Muskelarbeit liefern.

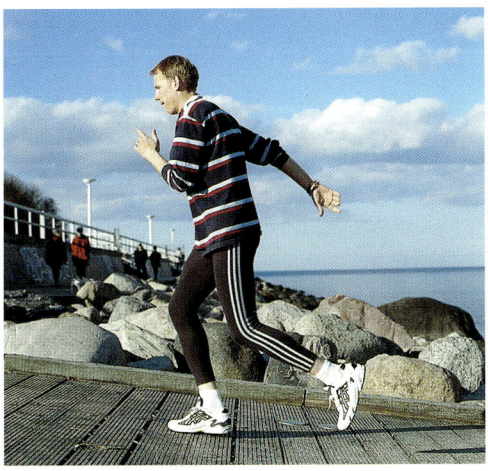

Die Schrittlänge, der zweite Grundfaktor der Laufgeschwindigkeit, ergibt sich in erster Linie aus der individuellen Beinlänge. Ein zweiter wichtiger Einfluss ist aber der Dehnungszustand der gesamten Laufmuskulatur, weshalb erfolgreiche Mittel- und Langstreckler praktizierende Anhänger des Intensivstretchings sind. Die Schrittlänge wird aber auch, wie bereits erwähnt, über die Laufgeschwindigkeit gesteuert.

Die Schrittlänge ergibt sich nicht nur aus der Beinlänge, sondern auch aus der Elastizität der Laufmuskulatur.

Die Laufgeschwindigkeit beeinflusst auch die Lauftechnik. Grundsätzlich kann man zwei technische Grundmuster des Fußeinsatzes unterscheiden:

▌ Die Vorfußtechnik entspricht der schnellen Sprintgangart. Hierbei fehlt ganz einfach die Zeit, um die Wadenmuskulatur rhythmisch anzuspannen und zu dehnen und den Fuß gediegen abzurollen. Daher schwebt die Ferse praktisch über dem Boden, während die muskuläre Beugerschlinge des Unterschenkels praktisch in einer Dauerkontraktion verharrt. Der Sprinter läuft *hüftbetont* mit intensivem Hubeinsatz des Hüftgelenkes und einem betonten Vertikalschub der Beine, der allerdings ohne eine Vordehnung der Hüftbeugemuskulatur durch eine optimale Hüftstreckung nicht möglich wäre. Die Hüftstreckung ist die Grundvoraussetzung einer schnellen Gangart.

▌ Die Rolltechnik, das Laufen *aus dem Fuß heraus*, ist dem Langstreckenbereich vorbehalten. Hier hat die Läuferin Zeit genug, um den

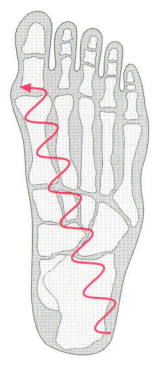
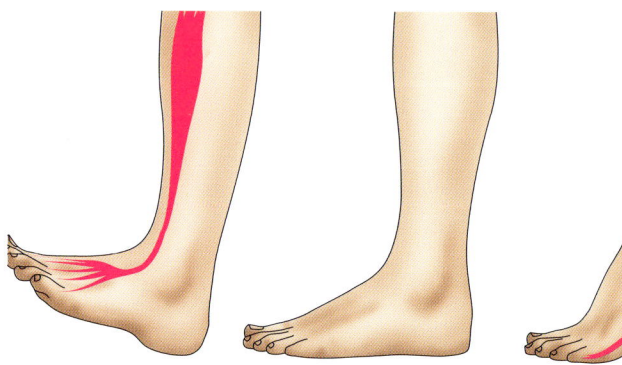

Rolltechnik und Vorwärtsschrauben mit Linksgewinde bestimmen die schräg verlaufende Abrolllinie des Fußes beim Gehen und Laufen, bedingt durch die typische Biomechanik im oberen und unteren Sprunggelenk.

Krafteinsatz der Waden durch Dehnung vorzubereiten. Der Kniehub ist geringer als im Sprint und die Füße werden unmittelbar über dem Boden nach vorne geführt. Dennoch ist auch bei dieser Lauftechnik eine elastische Hüftbeugemuskulatur (in erster Linie Mr. I.) sehr von Vorteil und im Leistungsbereich ganz unverzichtbar, da das Hüftgelenk nur über die schwungvolle Gegenbewegung der Hüftbeugung optimal gestreckt werden kann. Hauptkennzeichen dieser Technik ist das akkurate Abrollen des Fußes: Die Linie, auf der die Last beim Abrollen liegt, beginnt an der Außenkante der Ferse, setzt sich im Schrägverlauf über Mittel- und Vorfuß fort und endet wie der Bodenkontakt des Fußes zwischen der 1. und 2. Zehe. Der Langstreckenläufer bewegt Beine und Füße in einem betonten Horizontalschub.

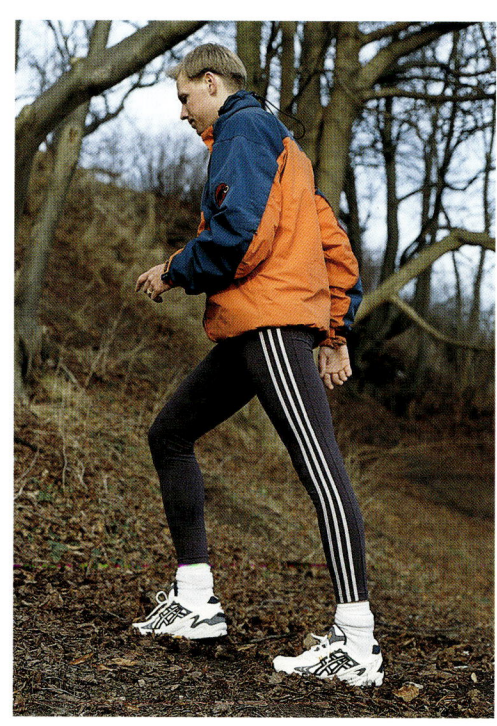

Das totale Abrollen des ganzen Fußes beim leichten Berganstieg bewirkt eine intensive Dehnung der Achillessehnen.

Beim Dauerlaufen in optimaler Abrolltechnik ist die Gelenk-Muskel-Führung im oberen Sprunggelenk mustergültig, wodurch ein Umknicken und daraus entstehende Knochen-Band-Verletzungen vermieden werden. Bei der für Dauerleistungen ungeeigneten Spitzfußtechnik dagegen verlagert sich die Last der Gelenkführung im oberen Sprunggelenk verstärkt auf die Ränder in Richtung des inneren und äußeren Bandapparates, wodurch das Umknickrisiko und die Gefahr von Bandverletzungen wächst.

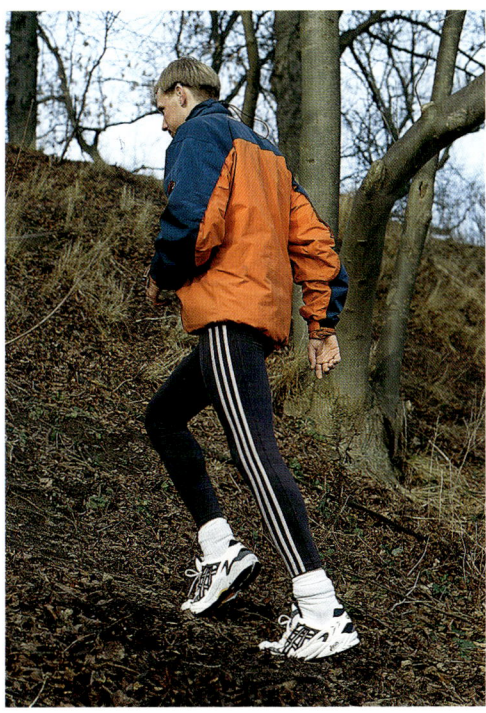

Im *steilen* Terrain erfolgt eine betonte Vorfußbelastung wie im Sprint mit extremem Achillessehnenstress.

Was ich Ihnen rate

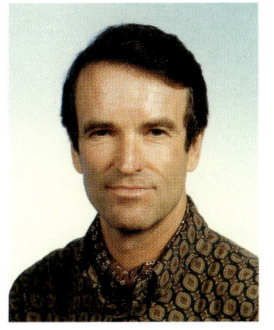

Auf Bergläufen stellt sich die gleichmäßige Abrolltechnik oft in logischer Konsequenz ein. Am günstigsten sind *Bergläufe mit geringem Anstiegswinkel*. Auf steilen Anstiegen ist eher wieder die Vorfußtechnik mit kürzerer Schrittlänge gefragt; dort wird mit der Fußspitze „geklettert". Unter den üblichen Voraussetzungen eines mitteleuropäischen Läufers sind *Bergläufe mit sanftem Anstieg* die beste Gelegenheit, um die vollständige Fersenabrolltechnik zu praktizieren. Da hierbei die Wadenmuskeln und Achillessehnen besonders schön vorgedehnt werden, wurde dieses Berglaufen mit betonter Abrolltechnik schon erfolgreich zur Behandlung achillessehnengeplagter Marathonläufer eingesetzt. Aus meiner Sicht handelt es sich dabei um eine Spezialform von Intensivstretching, weil die Wadenmuskulatur vor jeder Anspannung „automatisch" vorgedehnt wird. Die Dehnung der Unterschenkel-Beugerschlinge lässt sich noch dadurch intensivieren, dass bergab wiederholt Rückwärtspassagen eingeschaltet werden (aber Vorsicht mit Baumwurzeln, Geröll usw.).

Widerstandstraining – Fußmassage „im Vorübergehen"

Barfußgehen oder -laufen auf natürlichem, unebenem Terrain, das den Fuß zu permanent wechselnden Einstellungen zwingt, trainiert die Bein- und Fußmuskulatur optimal. Der abwechslungsreiche Untergrund tut aber auch allen übrigen Strukturen des Fußes gut. Er bewirkt eine optimale Druckverteilung in den belasteten Gelenken. Durch den steten Wechsel von vielseitigen Druck- und Zugkräften wird der gefäßarme Knorpel zu einer besonders guten Sauerstoff- und Energieversorgung angeregt. Gelenkknorpel gedeiht prächtig, wenn er „durchgewalkt" wird.

Ein Qualitätsverlust droht dem Gelenkknorpel dagegen, wenn der rhythmische Wechsel zwischen Druck und Entlastung entfällt und die schützende Knorpelschicht einseitig überlastet wird. Dann nützt sie sich ab und die Arthrose nimmt ihren Lauf: Zuerst vermindert sich der Wassergehalt des Gelenkknorpels. Später lösen sich seine Faserstrukturen auf. Der Knorpel wird dünner und mit der Zeit entstehen knorpelfreie Gelenkareale, so genannte Knorpelglatzen. Knorpelverlust bedeutet Fehlbelastung, Reizung und Entzündung im Gelenk. Am Ende stehen die Gelenkschmerzen, die Funktionsstörungen und die Immobilität.

Gelenkknorpel gedeiht prächtig, wenn er „durchgewalkt" wird.

Aber nicht nur der Gelenkknorpel, sondern auch die Fußknochen leben auf, wenn sie eine Fußmassage „im Vorübergehen" erhalten. Knochen ist ja kein totes Gebilde, sondern ein lebendiges Gewebe, das sich im ständigen Wechselspiel zwischen auf- und abbauenden Prozessen befindet.

Damit Knochen stabil bleiben, benötigen sie einen Wachstumsanreiz in Form von Bewegungswiderstand. Bei jeder länger anhaltenden Bewegungsarmut oder Immobilität geht daher Knochengewebe verloren, was man schon nach wenigen Wochen durch Messungen beweisen kann.

Kauen ist eine Form des Widerstandstrainings

Bei Senioren, die sich hauptsächlich von weicher Nahrung ernähren, weil das Gebiss nicht mehr passt, bildet sich der Unterkiefer zurück. Die moderne Zivilisation – die wir natürlich nicht mehr missen möchten – hat den Rückbildungsprozess des Kauorgans inzwischen schon in die jüngeren Altersklassen verlagert. Viele Menschen verzichten nämlich heute schon in ihrer Jugend auf das Widerstandstraining ihrer Kiefer und verzehren lieber weiches Fast Food oder „vorgekaute" Fertigmahlzeiten als „anstrengendere", bissfeste Nahrung. Prompt schaltet der Unterkiefer auf „Dienst nach Vorschrift" um, mit der Folge, dass Weisheitszähne weniger Platz haben als in früheren Gebissen und heute häufiger gezogen werden müssen als noch vor 50 Jahren.

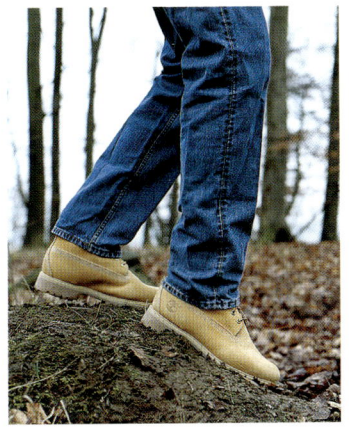
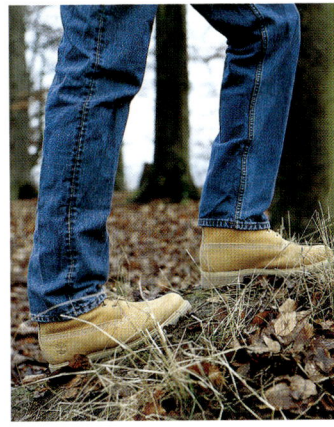

Wellenförmiges natürliches Gelände provoziert variable Einstellwinkel der Füße, sodass die steuernde Muskulatur automatisch im Wechsel verkürzt und gedehnt wird.

Das Durchwalken des Fußes beim Rollgang auf unebenem Terrain – möglichst barfuß – kommt also den Muskeln, dem Bandapparat, dem Gelenkknorpel und den beteiligten Knochen

Was ich Ihnen rate

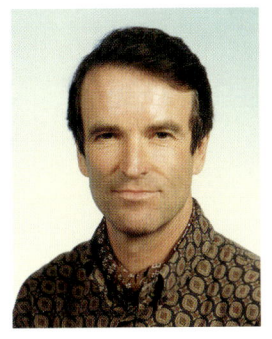

Gönnen Sie sich gelegentlich eine Fußmassage „im Vorübergehen".

Barfußgehen oder -laufen, zum Beispiel auf Kies, sowie andere Abwechslungen vom Alltag, etwa der Hackengang oder der Rückwärtsgang am Berg, halten Ihre Füße bei Laune. Damit sie ihre wichtige Funktion, Sie ein ganzes Leben lang möglichst beschwerde- und unfallfrei durch die Welt zu tragen, ohne Murren und topfit ausüben.

zugute. Die genannten Strukturen bilden eine Funktionseinheit; die Stabilität der Knochen hängt von der Leistungsfähigkeit der umgebenden Muskulatur ab. Die Kräftigung der Geh- und Laufmuskeln, die Verbesserung ihrer Elastizität und das Training ihrer schwungvollen Interaktion, all dies macht die Bewegungen insgesamt geschmeidiger und sicherer und senkt damit gleichzeitig das Unfallrisiko. Dies gilt auch im fortgeschrittenen Alter. Bei schlechtem Trainingszustand dagegen genügen im Alter oft schon regelrechte Bagatellen, um Stürze auszulösen, die zu Knochenbrüchen und Klinikaufenthalten und manchmal auch zur Hilflosigkeit und Pflegebedürftigkeit führen. Besonders berüchtigt sind Oberschenkelhalsbrüche.

Unsere Füße werden leider von Anfang an „entlastet" und auf das Gehen über gleichförmige Betonflächen vorbereitet. Schon das Kleinkind, das gerade laufen gelernt hat, wird an das Tragen von Schuhen gewöhnt, die den Fuß abfedern, stabilisieren und führen. Geh-, Lauf- und Wanderschuhe übernehmen von nun an permanent die Stütz- und Haltefunktionen von Muskeln, Bändern und Gelenken. Schuhe mit fester, starrer Sohle und der überwiegend flache Untergrund lassen ein gedeihliches Durchwalken der Füße nicht mehr zu. Den Ausbund des Schuhunsinns, den Absatzschuh, der den Fuß in eine unnatürliche Spitzfußposition presst, wollen wir hier gar nicht mehr erwähnen ...

Rückwärtstraining

Immer dasselbe ist nicht nur langweilig, immer dasselbe macht auch krank. Abwechslung dagegen fördert die Stimmung, Leistung und Gesundheit. Ein einseitiges, betont frontal ausgerichtetes Gangbild ist nicht nur monoton anzuschauen, sondern hat, wie Sie bereits wissen, auch eine einseitige Wirkung auf die Muskeln, Sehnen, Bänder, Gelenkknorpel und Knochen des Bewegungsapparates von den Zehen bis zur Wirbelsäule.

Abwechslung fördert die Stimmung, Leistung und Gesundheit.

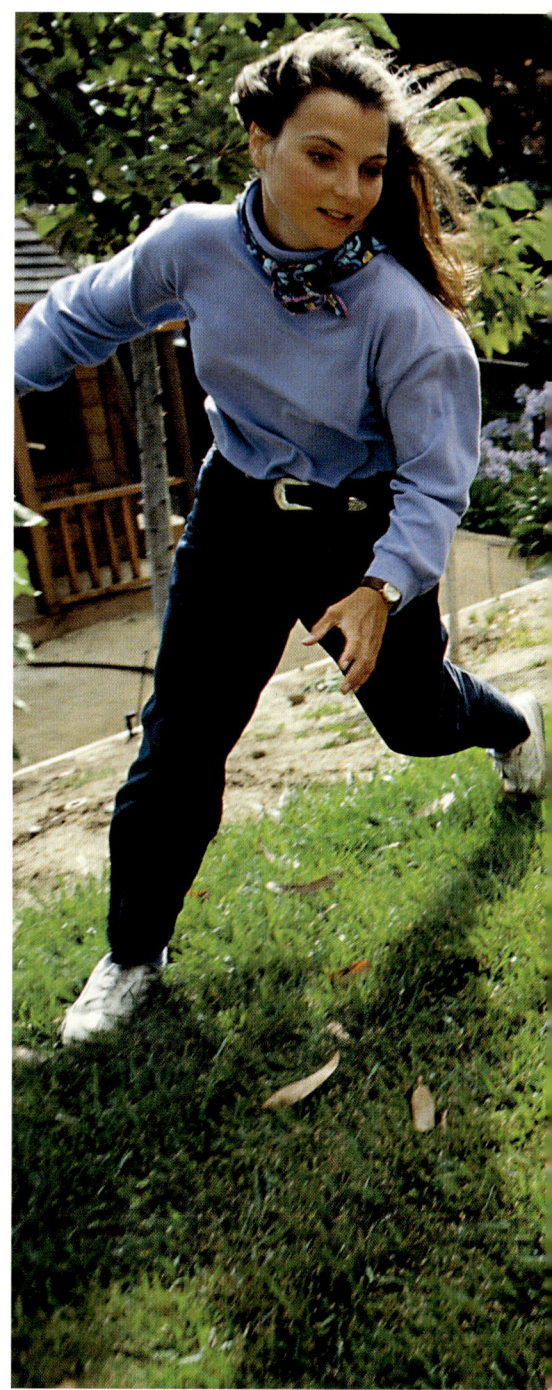

Stellen Sie daher den Ablauf immer mal wieder auf den Kopf, zum Beispiel indem Sie rückwärts gehen. Dabei werden die gestressten Beuger zu entspannten Streckern und die geschwächten Strecker zu leistungsfähigen Beugern. Wenn dies auch nicht gerade wortwörtlich geschieht, so sind die genannten Muskelgruppen beim Rückwärtslaufen doch einmal in ungewohnter Weise gefordert.

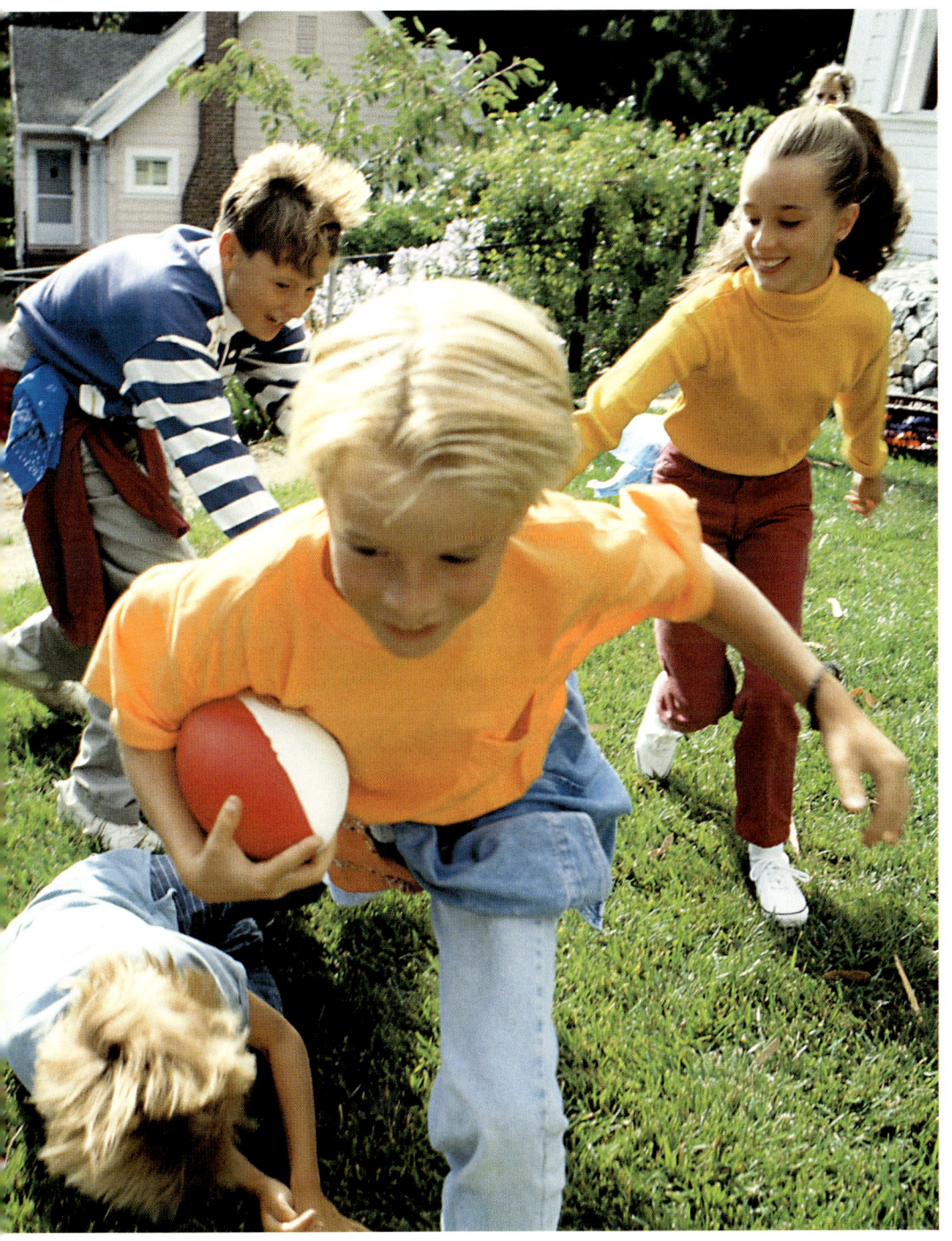

Nehmen Sie sich ein Beispiel am ursprünglichen Bewegungsverhalten der Kinder. Sie laufen vorwärts, rückwärts, seitwärts, im Kreis. Kinder haben den „Mut zum Chaos". Sie rennen barfuß durch Feld, Wald und Wiesen. Sie klettern auf Bäume und Mauern. Sie toben sich aus, bis sie abends müde ins Bett fallen. Ihre vielseitige Bewegung sorgt für ihre Gesundheit.

Wer bis ins hohe Alter seine kindliche Unbekümmertheit lebt, hat den höchsten Lebensstandard!

So war es zumindest früher. Heute beginnt das Bewegungselend oft schon in der Kindheit. Viele Kinder verbringen zu viel Zeit im Sitzen – in der Schule, vor dem Fernseher, am Computer. Statt zu laufen oder mit dem Fahrrad zu fahren, werden sie mit dem Auto chauffiert. Die Folgen sind alarmierend: Wegen Koordinationsstörungen können Kinder kaum noch rückwärts laufen und beispielsweise nicht mehr spielerisch leicht über Baumstämme balancieren. Dies lässt für die Zukunft Schlimmes befürchten. Wird der Mensch nämlich frühzeitig in ein festes Schema gepresst, wie zum Beispiel Absatzschuhe oder Sitzexzesse, sind einseitige Überlastungen vorprogrammiert, die im späte-

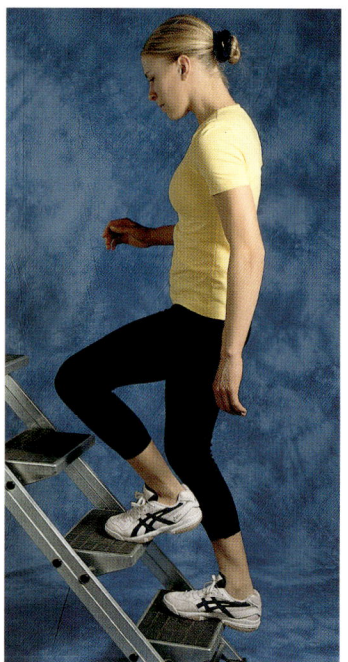

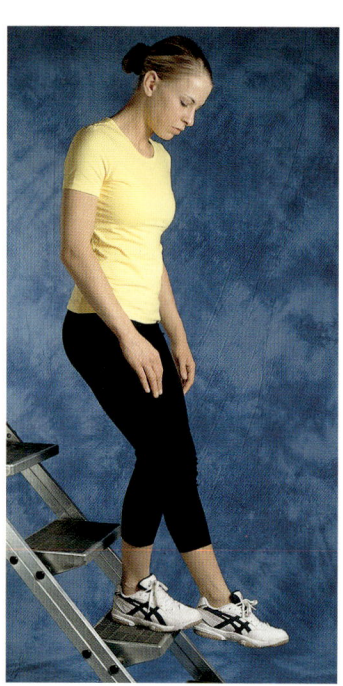

Rückwärts treppauf und treppab ist ein optimales Antagonistentraining bei gleichzeitiger Gelenkschonung. Morgens 5 Minuten ist ein optimales Aufwachprogramm.

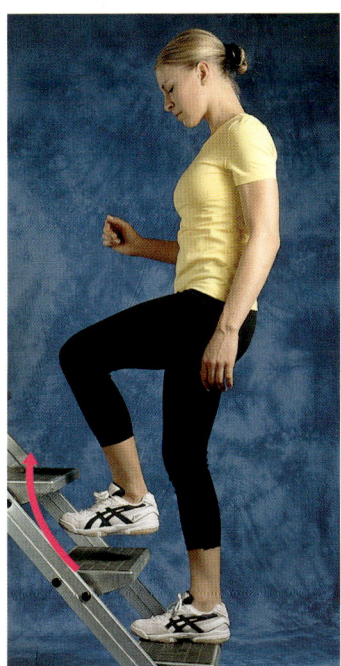

Phase I – Treppentraining nach „Formel-1":
Durch Einsatz der vorderen Schienbeinmuskula-
tur wird während der Hubphase der obere Fuß
bewusst schwungvoll über das obere Trittniveau
geführt und dann zur Stufe zurückgezogen.

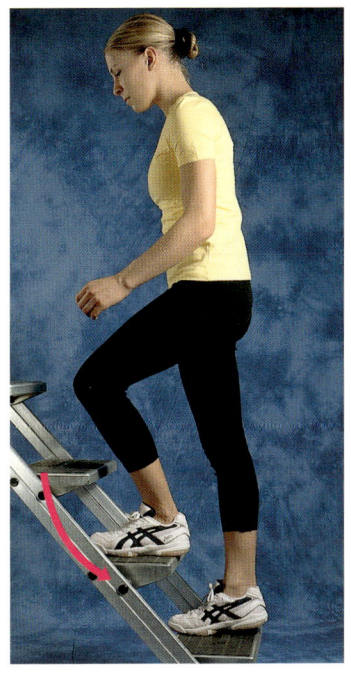

Phase II – Treppentraining nach „Formel-1":
Während der Druckphase rollt der ganze Fuß
über die obere Treppenstufe ab, wobei in einer
letzten Phase die Ferse durch Wadenmuskel-
einsatz angehoben wird.

ren Leben häufig in degenerative Störungen und Erkrankungen übergehen: Umknickverletzungen, Wadenkrämpfe, Kniearthrosen, Bandscheibenbeschwerden usw. usw.

Die Antwort auf diese trostlose Perspektive kann nur lauten: Ermuntern Sie die Kinder zum Herumtollen. Erhalten Sie sich Ihre eigene kind-

liche Ausgelassenheit und pflegen Sie Ihren Bewegungsdrang wie einen wertvollen Oldtimer, denn dies ist entscheidend für die Erhaltung Ihrer Leistungsfähigkeit und Gesundheit im Alter. Menschen, die bis ins hohe Alter ihre kindliche Unbekümmertheit leben, haben den höchsten Lebensstandard!

Kehren Sie einseitige Bewegungsvorgänge mit kindlicher Verspieltheit ins Gegenteil um. Rückwärtsgehen schont nicht nur die Gelenke, sondern schult auch die Koordination. Entdecken Sie das Treppenhaus als Fitnessstudio.

Was ich Ihnen rate

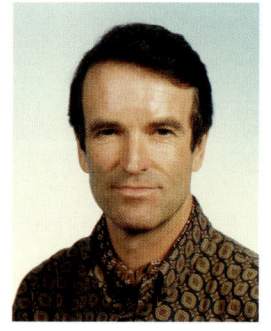

Treppenhäuser sind optimale Fitnessstudios, die jederzeit und kostenlos zu haben sind. Eine Treppe kann nicht nur optimal zum Muskel- und Gelenktraining, sondern auch zum Ausdauertraining genutzt werden. Achten Sie aber darauf, beim Aufstieg nicht außer Puste zu geraten und jede Hechelatmung zu vermeiden. Lassen Sie sich anfangs viel Zeit und beginnen Sie Ihr Training mit einer Stufe pro Sekunde. Lassen Sie sich überraschen: Schon nach ein paar Trainingseinheiten können Sie die Belastungsintensität allmählich steigern. Lockern Sie Ihr Treppentraining durch gelegentliche Rückwärtspassagen auf. Im Übrigen reicht die normale Stockwerktreppe vollkommen.

Steigen Sie vorwärts und rückwärts treppauf und treppab. Nutzen Sie die entspannende Wirkung des Rückwärtsgangs auch beim Bergwandern, vor allem auf dem Weg ins Tal. Und nehmen Sie sich auch im Alltag und auf flacher Strecke gelegentlich etwas Zeit für diese kleine Abwechslung. Im Übrigen muss es ja nicht beim schematischen Rückwärtsgehen bleiben. Machen Sie zwischendurch immer auch ein bisschen „Training mit Chaoscharakter": Tollen Sie einfach rum. Dass Sie erwachsen sind, wissen sowieso alle, dass Sie ein fröhlicher Mensch sind, vielleicht noch nicht ...

Häusliches „Formel-1"-Training

Gesundes Gehen, Laufen und Radeln (S. 97) nach „Formel-1" ist, wie ich meine, deshalb die Nummer eins der allgemeinen Gesundheitsförderung, weil wir stressgeplagten Sitzmenschen auf diese problemlose Art dem Herzinfarkt, Schlaganfall, Typ-2-Diabetes usw. regelrecht „davonlaufen" können. Wären wir in der Lage, die gesundheitsfördernde Wirkung von Ausdauertraining in eine Pille zu packen, so wäre sie das Präparat des Jahrhunderts und ganz sicher nobelpreiswürdig. Die logische Konsequenz im modernen Industriezeitalter lautet somit: Dein wichtigster „Arzt" sind deine Beine, wenn du sie bewegst.

Eine wirksame Herz-Kreislauf-Prävention wird aber nur dann erreicht, wenn Ausdauertraining regelmäßig mindestens dreimal pro Woche über 30 Minuten stattfindet.

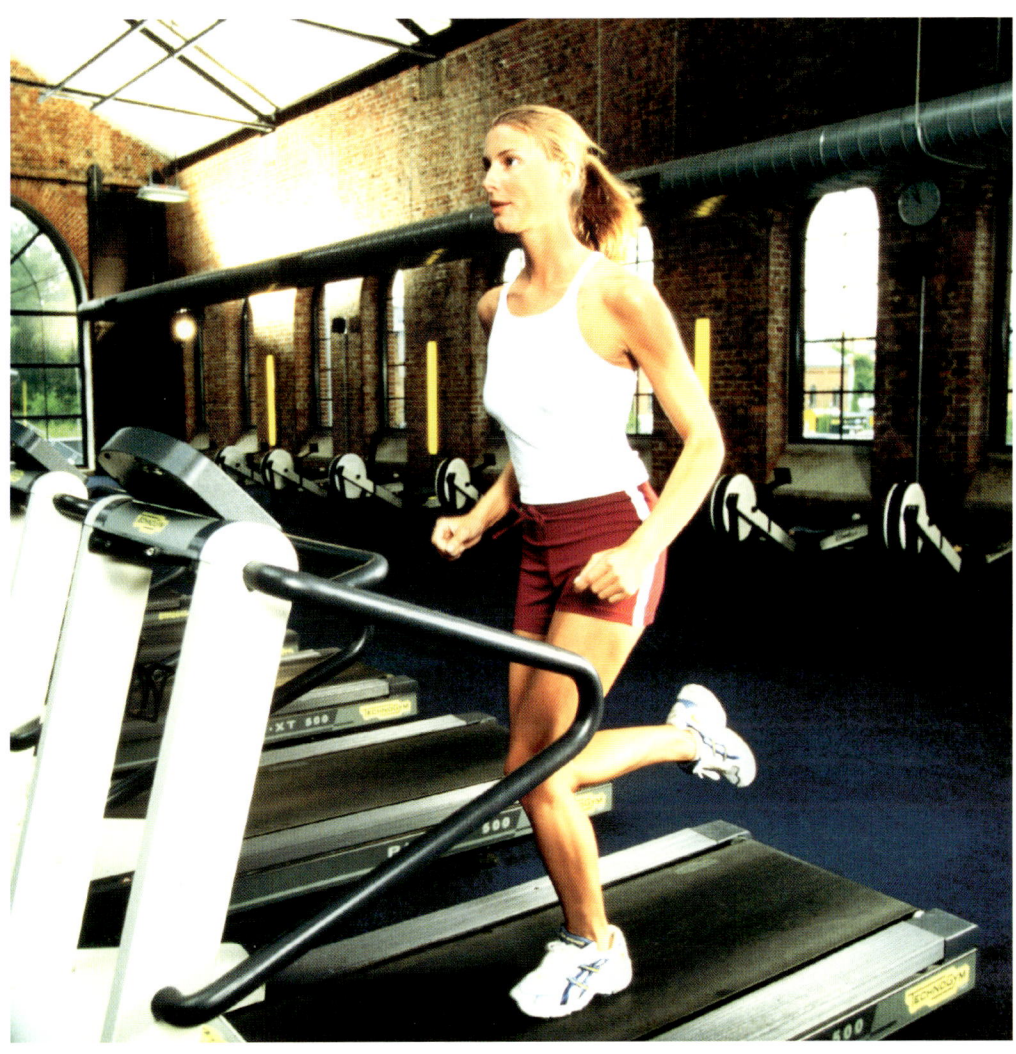

Bei Sonnenschein und in einer schönen Landschaft fällt uns die „Aufforderung zum Tanz" nach „Formel-1" in Wald, Feld und Wiese regelrecht in den Schoß. Bei Nebel, Regen oder Schnee in kalten Herbst- und Wintermonaten in Wanne-Eickel, Hamburg oder Berlin sieht es da schon anders aus? Es ist sicher nur den Extremen unter den Joggern vorbehalten, mit einer Taschenlampe im Dunkeln abends nach der Arbeit einsame Runden zu drehen.

Eine regelrechte Euphorie können daher häusliche Trainingsgeräte auslösen, die nicht nur problemlos und jederzeit zur Verfügung stehen, sondern deren Bewegungsmöglichkeiten auch mit sehr viel Spaß für die ganze Familie verbunden sind.

Tanzjogging nach „Formel-1" auf dem Mini-Trampolin

Bei dieser Art der Bewegung kommt spontane Freude auf, wenn die richtige Musik nach Ihrem ganz persönlichen Geschmack Ihre Beine in Bewegung bringt. Die Schlaufenausrüstung der Gewichte sorgt dafür, dass ein einseitiger Faustschluss vermieden wird, weil die Finger beider Hände bewusst zwischen maximaler Streckung und Beugung gehalten werden. Durch den schwingenden Boden werden nicht nur Rücken- und Beingelenke optimal entlastet, der permanente „Seiltanz" auf der flexiblen Matte sorgt auch für eine spezielle Koordinationsschulung, die zur Sturzprophylaxe nützlich ist.

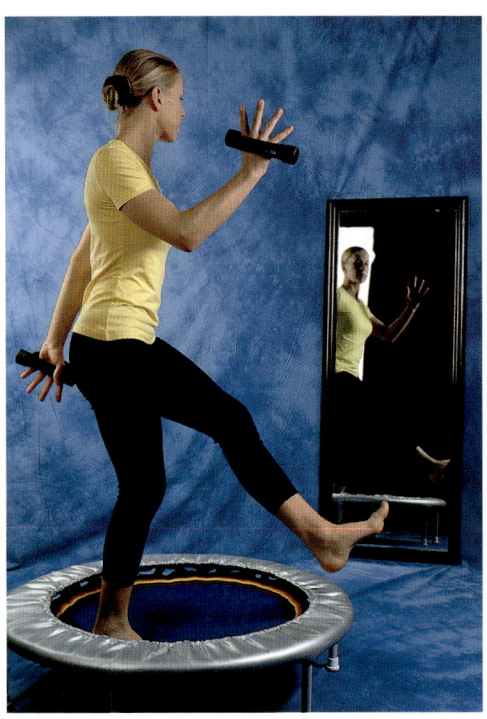

Beim Trampolin-Jogging lassen sich die Voraussetzungen für die „Formel-1"-Geh- und Lauftechnik hervorragend trainieren, indem der vor- und rückwärtige Horizontalschub beider Beine praktiziert wird. Wie auf festem Terrain

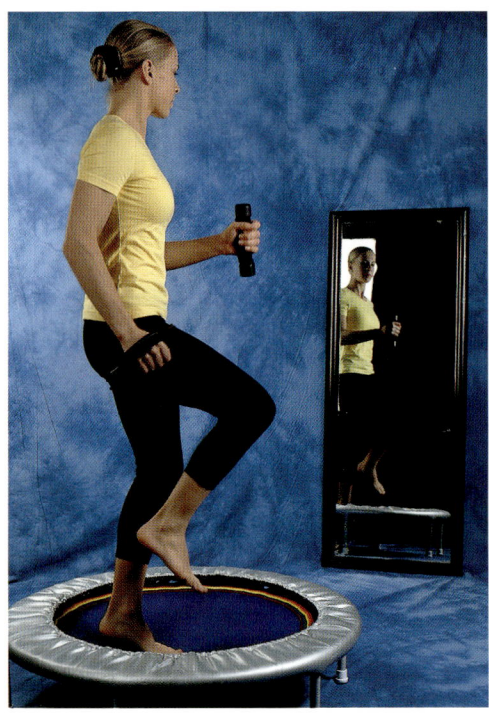

„Tanzjogging" auf dem häuslichen Trampolin bringt eine große Rücken- und Gelenkentlastung. Durch den hohen Streckereinsatz beim Vorschwingen der Beine entsteht ein starker Horizontalschub. Sinnvoll ist ein wiederholter Wechsel zwischen Handstreckung und Faustschluss. Verwenden Sie beim Hüpfen 1-kg-Handgewichte mit Schlaufen. Und kontrollieren Sie die Bewegungen vor einem Spiegel.

soll auch auf der schwingenden Matte betont auf die rückwärtige Schwungphase der Beine aus den Hüftgelenken geachtet werden, da hierüber die Hüftbeugemuskeln kontinuierlich mit Sauerstoff und Energie versorgt werden.

Wie bereits erwähnt, liegt die Wirbelsäule mit ihren degenerativen Veränderungen an der Spitze aller Arthrosen. Gleich danach folgt das Kniegelenk, das in seinem komplizierten Aufbau nur schwer über wirksame medizinische Programme erreicht werden kann. Im Vordergrund der Bemühungen standen und stehen immer noch schonende und entlastende Maßnahmen wie Verbände, Schienen, Handstöcke etc., wobei neue Entwicklungen dahin gehen, die Lösung einschränkender Funktionsstörungen vermehrt in gezielten Bewegungsprogrammen zu suchen, nach dem Motto:

Die Arthrose will bewegt werden – allerdings richtig und optimal

Radeln zu Hause auf dem Ergometer oder im Freien eignet sich besonders gut als wirksames Bewegungsprogramm bei vorgeschädigten Kniegelenken, denn
▌ *zum einen erfolgt die Bewegung in Frontrichtung, wobei schädliche, seitliche Skatingbelastungen vermieden werden,*
▌ *und zum anderen kommt der bereits erwähnte Knochen und Knorpel fördernde Walkprozess zum Tragen. Er ist dann optimal ausgelegt, wenn der Pedalantrieb primär über* *einen rückwärtigen Schlaufenzug und erst sekundär durch das vordere Drücken der Pedale erfolgt.*

Ja, Sie haben richtig gehört, zum gesunden Radeln gehört das Ziehen und Drücken der Pedale, was natürlich nur dann möglich ist, wenn entsprechende Schlaufenkonstruktionen (S. 98) vorhanden sind.

Geradezu euphorisch berichten immer wieder Sportreporter vom runden Tritt des Jan Ullrich auf der Tour de France, was letztendlich nichts anderes besagt, als dass er beim Rennen die Beinkräfte an den Beuge- und Streckseiten vorbildlich einsetzt, indem er Zug- und Druckkräfte auf die Pedale überträgt – ganz besonders auf den schweren Alpenetappen.

Für das Knie ist dieser Pedalzug am Rad praktizierte Gelenkgesundheit und insbesondere die schlecht durchbluteten inneren und äußeren Meniskusscheiben werden auf diese Weise kurzfristig entlastet und besser mit Sauerstoff und Energie versorgt.

Falls die betonte Beugestellung der Hüftgelenke beim Radeln eine verkürzende Stressspannung aller Hüftbeuger (insbesondere Mr. I.) provoziert, was beim anschließenden Stehen und Gehen zu einer deutlichen Drucksteigerung in den Bandscheibenräumen des Rückens führen kann, schafft das so genannte Storchenbein Abhilfe, sowohl bei langen Rennen während der Fahrt als auch direkt danach in einer genüsslichen Erholungspause.

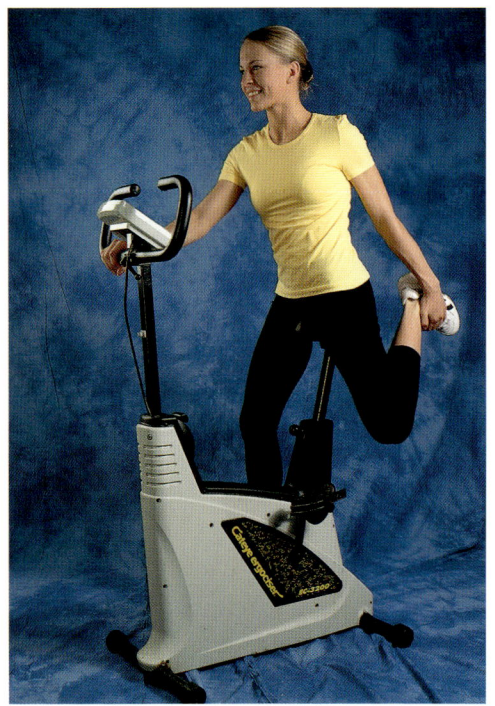

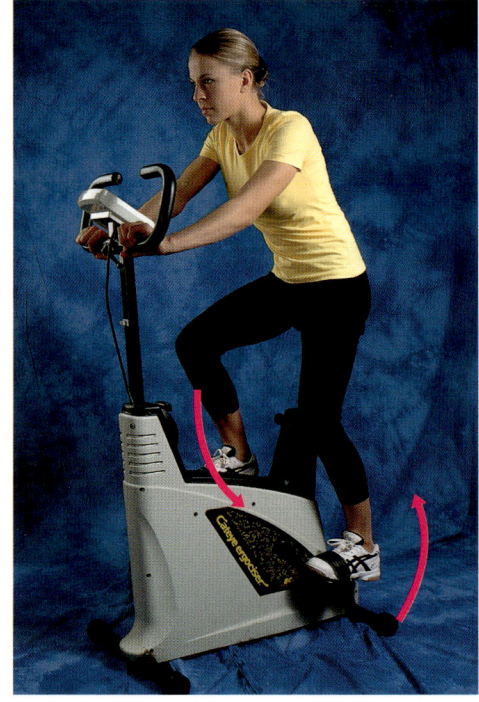

Radeln, besonders mit tiefem Lenker, hat eine intensive Verkürzung der Hüftbeuger zur Folge. Bei langem Training ist daher die wiederholte Dehnung noch auf dem Rad oder Ergometer zu empfehlen.

Optimales Ergometertraining mit bewusstem Einsatz der Pedalschlaufen für einen runden Pedaltritt.

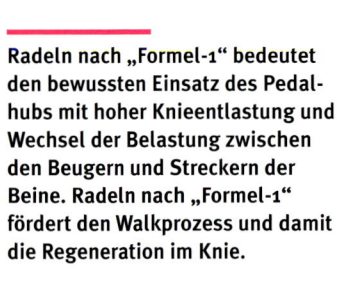

Radeln nach „Formel-1" bedeutet den bewussten Einsatz des Pedalhubs mit hoher Knieentlastung und Wechsel der Belastung zwischen den Beugern und Streckern der Beine. Radeln nach „Formel-1" fördert den Walkprozess und damit die Regeneration im Knie.

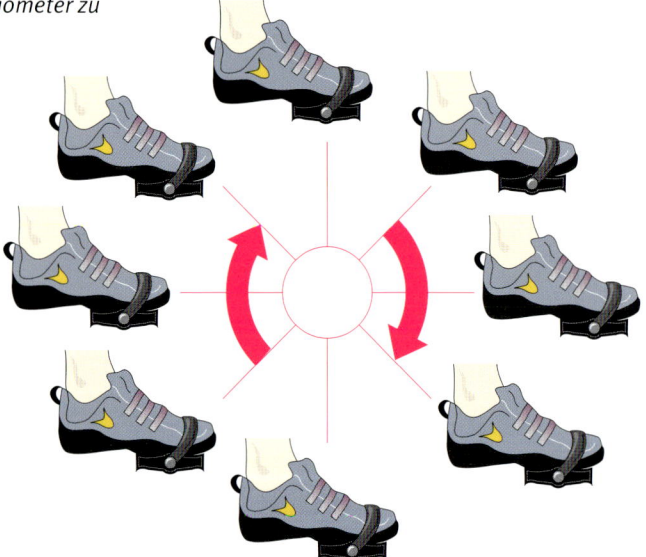

Barfußtraining –
Schuhe machen Füße blind

Dass Barfusslaufen auf unebenem Terrain eine optimale Fußmassage „im Vorübergehen" liefert, die Muskeln, Gelenke und Knochen gedeihen lässt, haben Sie bereits erfahren.

Der menschliche Fuß besteht aber nicht nur aus Muskeln und Gelenken, sondern auch aus Nerven. Die ausführenden Organe der Bewegung funktionieren nur, wenn exakt dosierte Nervenimpulse eintreffen. Die vom zentralen Nervensystem ausgehenden „Einsatzbefehle" sind aber nur die eine Seite. Auf der anderen Seite stehen die „Lagemeldungen" aus der Peripherie an die Zentrale. Neben den Muskelspindeln, die vor allem Druck- und Bewegungsimpulse messen, gehören die sensiblen Tastkörperchen in der Haut des Fußes – wie auch der Hand – zu den wichtigsten „Spähtruppen". Sie leiten Berührungs-, Schmerz-, Hitze- und Kältesignale an das zentrale Nervensystem weiter.

Das Tastempfinden der Hand ist so weit ausgebildet, dass wir mit den Fingern praktisch „sehen" können. Mit der Hand in der Tasche erkennen wir quasi blind die Konturen eines Geldstückes oder eines Taschentuches. Dieses Tastempfinden muss, ähnlich wie die Muskulatur, ständig geübt werden, damit es nicht verkümmert. Unsere Hände sind ständig im Training, während die sensiblen Tastkörperchen unserer Füße verkümmern. Schuhe und Strümpfe ummanteln die Nervenpunkte der Fußsohlen tagsüber ständig. Die Füße sind davon sozusagen blind geworden.

Infolgedessen erhält das Gehirn kaum noch sensible Rückmeldungen von den Fußsohlen. Da die Nervenzellen des zentralen Nervensystems aber auf die ständige Korrespondenz mit peripheren Nervenpunkten angewiesen sind, um ein optimales Maß an Vernetzung zu schaffen, Bewegungsabläufe richtig zu steuern und bis ins Alter reaktionsfähig zu bleiben, wirkt sich die „Erblindung" des Fußorgans wahrscheinlich sehr nachteilig aus: Gangunsicherheit, Koordinationsstörungen, Stürze, all dies kann aus der Fehlfunktion vieler Nervenzellen entstehen.

Die Schuhe haben unsere Füße blind gemacht.

In der Musikmedizin gibt es die Hypothese, dass Musiker aufgrund der hohen Greifleistung ihrer Hände und der dadurch ausgelösten Nervensignale an das Gehirn eine höhere Lebenserwartung haben, weil sich diese Nervensignale im Feedback auf die wichtigen Organe oberhalb des Zwerchfells gesundheitsfördernd auswirken: Die Lunge atmet tiefer, das Herz schlägt kräftiger. Außerdem weisen besonders Hand und Daumen eine sehr große Reflexionsfläche im Gehirn aus. Übertragen auf die Nervensignale von den Fußsohlen, könnte dies bedeuten, dass der vermehrte Signalfluss beim Barfußgehen die Gesundheit der Organe unterhalb des Zwerchfells fördert.

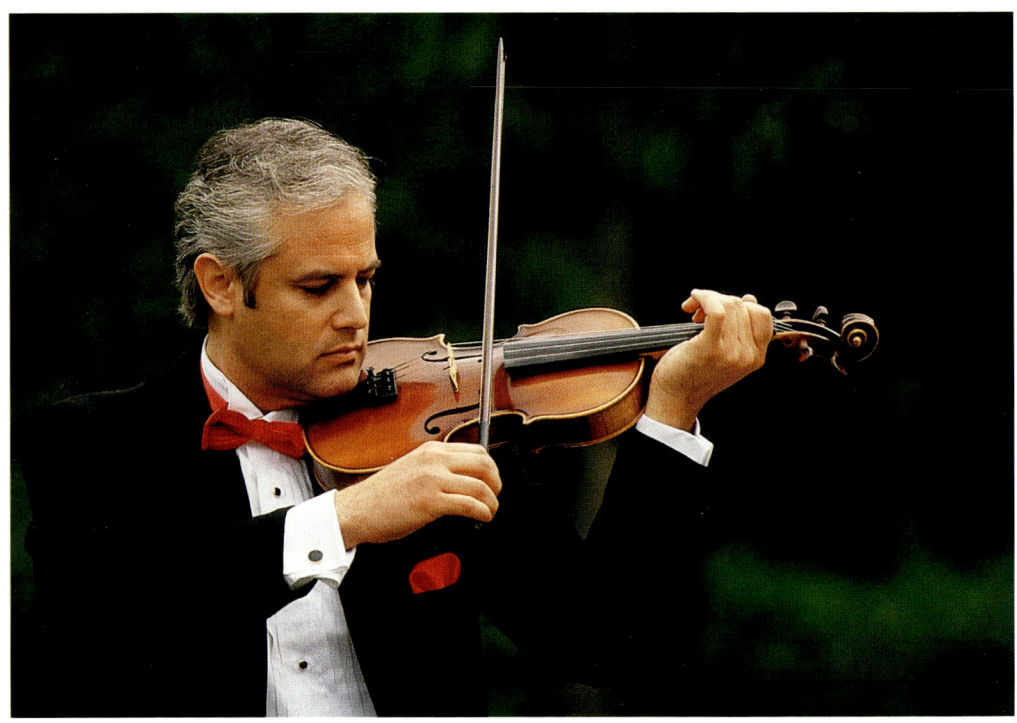

**Ein intensiver „nervlicher Dialog"
zwischen Hand und Gehirn findet
durch den hohen Fingereinsatz am
Instrument statt.**

Naturvölker gehen nicht nur von klein auf barfuß, sie setzen diese Technik auch bei Extrembelastungen ein, wie es der afrikanische Olympiasieger im Marathon 1960 sogar auf der harten Via appia in Rom beweisen konnte. Der Langstreckenlauf wird momentan von Afrikanern, insbesondere Kenianern, beherrscht.

Das Barfußtraining auf Kieswegen, das Sie zunächst nur im Frühjahr und Sommer, bei gewisser Abhärtung dann auch vorsichtig im Herbst und Winter praktizieren, walkt also nicht nur die Füße kräftig durch und entspannt die Laufmuskeln. Es aktiviert auch die nervliche Rückkopplung zum Gehirn mit ihrer möglicherweise wesentlichen Bedeutung für die Gesunderhaltung der Organe unterhalb des Zwerch-

fells. Ich empfehle Ihnen daher, nach dem Jogging 5–10 Minuten barfuß auf Kies auszulaufen.

Seien Sie aber vorsichtig mit Barfußlaufen auf weichem Sand. Dabei können Sie die Muskeln, Sehnen und Bänder Ihrer Füße so stark überdehnen, dass diese hinterher nicht mehr in die Schuhe passen. Unsere permanent beschuhten Füße sind auf eine solche Überforderung nicht vorbereitet.

Fühlpfade – Barfußtraining für Jung und Alt

Man kann heute noch nicht von einer Mode sprechen, denn Fühlpfade sind wohl erst so richtig im Kommen. Ein Fühlpfad bietet die Möglichkeit, auf vielseitigen natürlichen Untergründen barfuß spazieren zu gehen. Lange Fühlpfade gibt es zum Beispiel in Losheim-Waldhölzbach (nördliches Saarland, 1,7 km Länge), Bad Sobernheim (Nahe, 3,5 km Länge), Dornstetten (Schwäbische Alb) und St. Andreasberg (Harz). Kurze Fühlpfade sind in manchen Schulen und Kindergärten angelegt – eine wunderbare Idee. Im Übrigen können Sie einen Fühlpfad auch in Ihrem Garten haben. Sie können ihn auf einem Gartenvlies oder einem schon bestehenden Gartenpfad auslegen. Geeignete Materialien sind zum Beispiel (nicht zu) grobe Kieselsteine, Fichtenzapfen, Baumrinde, Moos, Reisig, Rindenmulch und Stroh. Zwischendurch kann auch ein Baumstamm zum Balancieren liegen. Lassen Sie Ihrer Fantasie freien Lauf ... Verwandeln Sie sich für eine halbe Stunde in den Indianerhäuptling „Tastender Fuß".

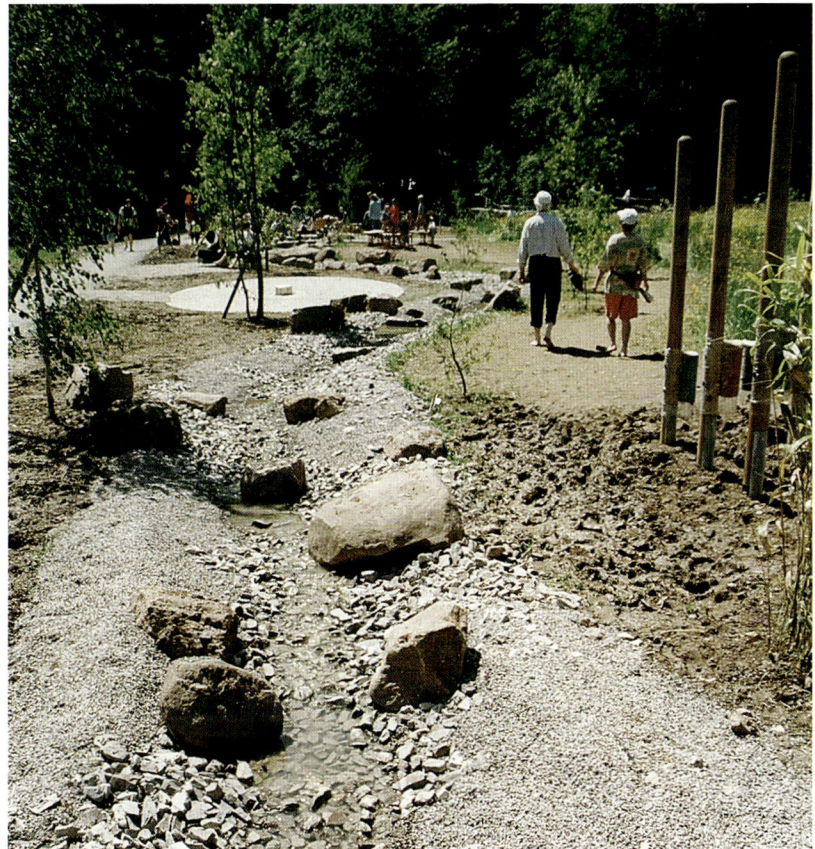

Barfußtraining, z. B. auf einem Fühlpfad wie hier in Dornstetten, fördert ebenfalls den „nervlichen Dialog", hier zwischen Füßen und Gehirn, denn die Schuhe haben unsere Füße „blind" gemacht.

Atemtraining – atemgesteuertes Gehen und Laufen

Mit dem Atemtraining möchte ich das „Fitnessprogramm für die Formel-1" abrunden. Es ist ja schon mehrfach in diesem Ratgeber angeklungen: Wer sich beim Gehen und Laufen richtig bewegt, muss zu guter Letzt nur noch darauf achten, nicht außer Puste zu geraten. Beim Ausdauertraining bedeutet dies, die sauerstoffreiche (aerobe) Trainingszone nicht zu verlassen. Wer sie verlässt, geht eine Sauerstoffschuld ein, gefährdet seine Gesundheit und verliert schnell den Spaß am Training. Wer die richtige Atemtechnik einsetzt, bleibt in der richtigen Trainingszone.

Lauftraining mit Dreischritt-Atemrhythmus bedeutet optimale Trainingsintensität.

Hechelatmung der Sprinter und Spitzfußläufer

Ein Lauftempo im Sprintbereich mit hoher Schrittfrequenz ist immer mit Hechelatmung verbunden. Der Luftsauerstoff gelangt dabei auf dem kürzesten Weg per Mundatmung zur Lunge. Aber auch der absatzbetonte Spitzfußgeher mit seiner verkürzten Schrittlänge benötigt eine hohe Schrittfrequenz, um schnell *vorwärts* zu kommen. Sein hektisch vorwärts strebender Stakkatoschritt lässt ihm nicht genügend Zeit zum tiefen Ein- und Ausatmen. Daher neigt auch der Spitzfußgeher zur Hechelatmung. Er „sprintet" (stöckelt) und hechelt sozusagen durch sein Leben.

Dreischritt-Atemrhythmus

Beim ausgewogenen Swinggang nach „Formel-1" bleibt nicht nur genügend Zeit zum Rück- und Vorschwingen der Beine. Dieser geschmeidige Geh- und Laufstil erlaubt es auch, den Atem in einer tiefen Inspirations- und Exspirationsphase fließen zu lassen. Unter dieser Voraussetzung kann die Atemfrequenz zur Trainingssteuerung benutzt werden, indem die Schrittfrequenz der Beine mit der Ein- und Ausatmung synchronisiert wird. Beim Lauftraining ist der Drei- oder Vierschritt-Atemrhythmus zu empfehlen:

Die tiefe Einatmung erfolgt über 3 (oder auch 4) Schritte, ebenso die Ausatmung.

Das Laufen mit Dreischritt-Atemrhythmus – dies haben sportmedizinische Untersuchungen gezeigt – ermöglicht ein Training in der aeroben Trainingszone und beugt dem Verlassen dieser Zone in Richtung Sauerstoffschuld und Laktatüberschuss wirksam vor. Der Dreischritt-Atemrhythmus reguliert die individuelle Trainingsintensität so ein, dass der vorbeugende Effekt des Trainings auf Herz-Kreislauf-Erkrankungen optimal ist.

Totraumtraining

Als „Totraum" werden die Bestandteile der Atemwege bezeichnet, die nicht wie die Lungenbläschen zum Austausch von Sauerstoff und Kohlendioxid genutzt werden können. Beim Erwachsenen hat der Totraum etwa ein Volumen von 150–180 ml und besteht aus dem Mund-,

Nasen- und Rachenraum, der Luftröhre und den Bronchien. Der Sauerstofftransport zur Lunge kann auf dem kurzen Weg über den Mund oder über den Umweg der Nase erfolgen. Der längere Weg bei der Nasenatmung vergrößert den Totraum um das Volumen der Nase und des Nasenrachens.

Die Vergrößerung des Totraumes durch Nasenatmung ist ein weiterer Trick zur Leistungssteuerung beim Walking und Jogging. Dieser Trick sorgt ebenfalls dafür, dass die richtige Trainingsintensität eingehalten und die Schwelle zur Sauerstoffschuld nicht überschritten wird. Der längere Sauerstofftransportweg durch die Nase bewirkt außerdem einen intensiveren Einsatz der gesamten Atemmuskulatur inklusive Zwerchfell. Totraumtraining vertieft also die Atmung. Es beugt der im Ausdauerbereich leistungsmindernden Hechelatmung vor und regelt, ähnlich wie der Drei- oder Vierschritt-Atemrhythmus, die individuelle Trainingsintensität optimal ein.

Für Sprinter ist Totraumtraining ungeeignet. Wenn es um die Steigerung der Laufgeschwindigkeit geht, ist die Mundatmung mit ihrer Kurzverbindung zur Lunge immer im Vorteil. Totraumtraining ist dem Ausdauersport vorbehalten und dient der Verbesserung der Leistung, etwa der Laufdistanz und Laufzeit, in der sauerstoffreichen Trainingszone.

Wie jede Form der Atemvertiefung löst auch das Totraumtraining eine ausgeprägte Zwerchfellbewegung aus, deren positiver Gesundheitseffekt nicht genug betont werden kann. Die Zwerchfellpumpe

Totraumtraining sorgt für eine tiefere Atmung.

❚ hat eine Massagewirkung auf Herz und Leber,
❚ bewirkt eine Passageförderung im Dickdarm
❚ fördert den venösen Rückstrom sowie den Lymphtransport.

Höhentraining

Beim Lauftraining über 1000 m Meereshöhe setzt sich der Sportler bewusst einem verminderten Sauerstoffgehalt der Atemluft aus. Die Sauerstofftransporter des Körpers, die roten Blutkörperchen, passen sich dem an, indem sie Hämoglobin anreichern und ihre Anzahl erhöhen. Am Blutfarbstoff Hämoglobin ist der Sauerstoff während seines Transports von der Lunge zu den verbrauchenden Geweben und Organen gebunden. Das Höhentraining erhöht also die Sauerstofftransportkapazität. Das Laufen im Flachland wird dadurch erleichtert. Man kann beide Effekte, die Kräftigung der Atemmuskulatur mithilfe des Totraumtrainings und den Ausbau der Sauerstofftransportleistung mittels Höhentraining kombinieren. Dies ist vor allem für Wettkämpfer interessant.

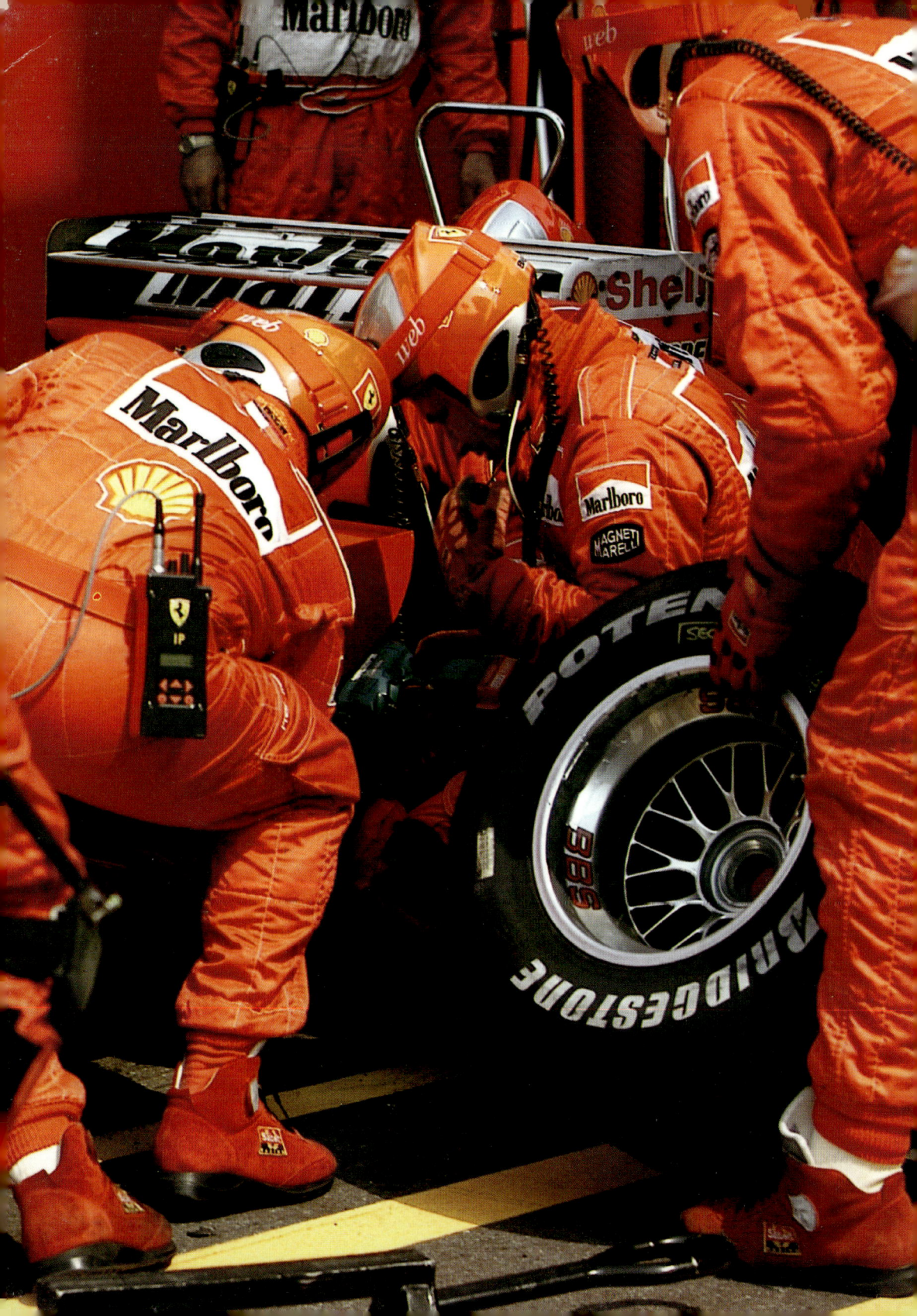

Zieleinlauf –

neue Schuhe braucht das Land

Neue Schuhe braucht das Land, denn der typische Absatzschuh widerspricht allen biomechanischen Grundregeln. Sein Absatz ist ganz einfach zu weit hinten platziert, wodurch der Drehpunkt des Fußes die zentrale Körperachse verlässt. Schon beim ersten Bodenkontakt auf dem Absatz senkt sich der Vorfuß und tendiert in Richtung Spitzfuß. Statt eines gleichmäßigen Abrollens der Fußsohle klappt der Mittel- und Vorfuß überfallartig nach vorn und wird entsprechend abrupt belastet. Bei einer optimalen Schuhkonstruktion wird der hintere Teil der Ferse bei der Bodenberührung nach unten abgesenkt. Dies löst eine Aktivierung der Streckerschlinge aus Schienbeinmuskulatur und Zehenstreckern aus, was gleichzeitig eine Vordehnung der Wadenmuskeln erlaubt. Der Absatz unter dem hinteren Fußdrittel muss als glatte menschliche Fehlleistung bewertet werden, weil er das Heben des Vorfußes bei der ersten Bodenberührung blockiert.

Interessant ist, dass sich ältere Schuhe durch den natürlichen Abnutzungsprozess der Erscheinungsform annähern, wie sie von einem optimalen Schuh aus biomechanischer Sicht zu fordern ist. Durch Anpassung an den Laufvorgang formt der natürliche Abrieb mit der Zeit nämlich eine Lauffläche, die einer runden Radkonstruktion immer ähnlicher wird. Die normale Abrolllinie des Fußes läuft, wie bereits erwähnt, von der Außenkante der Ferse schräg über den Mittelfuß und endet zwischen der 1. und 2. Zehe. Dieser Abrolllinie passt sich auf die Dauer jeder Schuh an, weshalb der Hauptabrieb zum einen am hinteren äußeren Absatz und zum anderen in Höhe der Großzehe sichtbar wird.

Damit wird verständlich, warum viele Menschen am besten in ihren alten, „abgelatschten" Schuhen laufen. Die natürliche Anpassung des alten Schuhes an das individuelle Belastungsmuster hat eine Abrundung der Lauffläche verursacht, wodurch aus dem absatzbetonten Spitzfußgehen wieder ein vermehrtes Rollen geworden ist. Durch den Bodenabrieb wird der störende hintere Keil (der völlig überflüssige

> **Der Absatz unter dem hinteren Fußdrittel ist eine glatte menschliche Fehlleistung.**

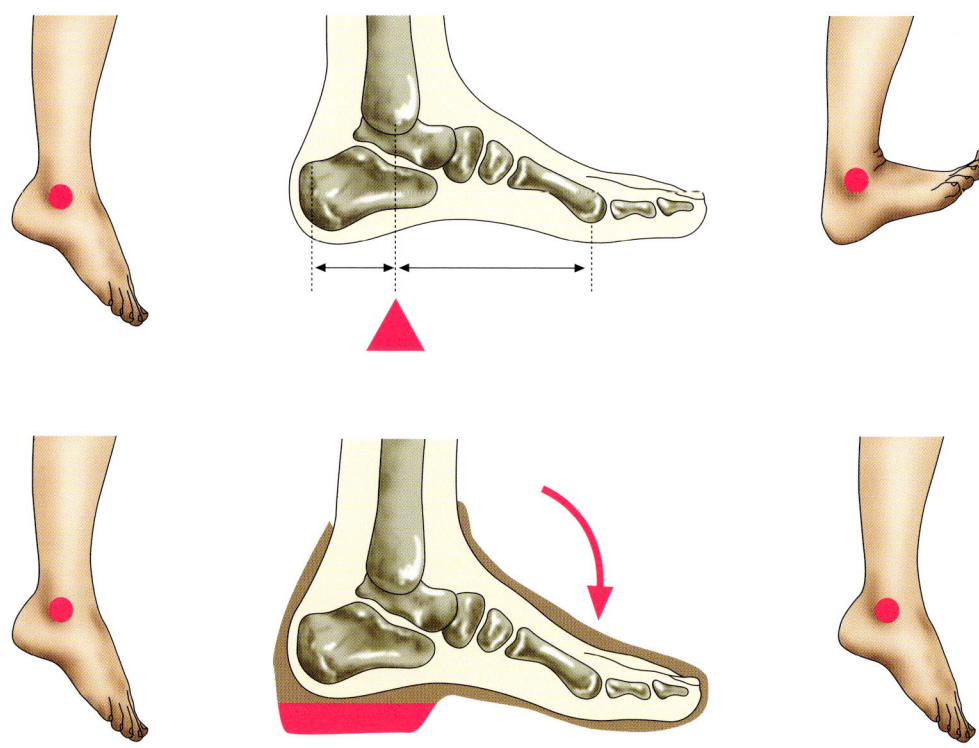

Absatz) ganz selbstverständlich beseitigt, damit der Fuß wieder regelrecht über Ferse und Vorfuß abrollen kann.

Es glaubt aber doch niemand im Ernst, dass die Abnutzungszeichen nur äußerlich an den Schuhen abzulesen sind! Parallel dazu kommt es im Innern der fehlbelasteten Gelenke, vor allem im Knie und an der unteren Wirbelsäule, zu ähnlichen Abnutzungserscheinungen, die aber meistens erst nach Jahren durch schmerzhafte Funktionsstörungen offenkundig werden. Diese Schäden können wir nur durch aufwendige Röntgenverfahren sichtbar

Der Schuhverschleiß weist auf den Gelenkverschleiß hin.

Die Harmonie des Gehens nach „Formel-1" ist erreicht, wenn der zentrale Drehpunkt nach vorn in Höhe des vorderen Sprunggelenks verschoben wird.

machen und im Sinne einer Arthrose deuten. Sollte uns der Schuhverschleiß nicht nachdenklich stimmen und unsere Aufmerksamkeit rechtzeitig auf das richtige Schuhwerk und die schonende Gehtechnik richten?

Bedenken Sie: Schuhe kann man leicht reparieren oder austauschen, Gelenke nur mit großem Aufwand.

Funktionsgerechte Schuhe können durchaus schick und modern sein. Man kann heute bereits solche Schuhe im Angebot finden, am ehesten bei den „Edelmarken", seltener im mittleren und unteren Preissegment. Um ein gleichmäßiges Abrollen des Fußes zu gewährleisten, sollte der „Absatz" auf den optimalen Drehpunkt des Fußes bezogen sein und entlang der natürlichen Belastungslinie des Beines verlaufen – also von der Fersenaußenkante quer über den Fuß bis zum Raum zwischen der 1. und 2. Zehe. Sie können sich meine Begeisterung vorstellen, als ich kürzlich solch einen Schuh in einem ganz normalen Schuhgeschäft erblickte.

Die Vorder- und Hinterkante der Sohle dieses Schuhs waren zudem optimal abgerundet. Der Aufbau diese Schuhes entsprach tatsächlich der Lauffläche eines Rades, sodass der Träger sowohl nach vorne wie auch nach hinten frei abrollen und der Fuß beim Gehen befreit vor- und zurückschwingen kann. Bei dieser Konstruktion handelt es sich um einen „Rollschuh" im eigentlichen Sinne, der alle Bein- und Wirbelsäulengelenke entlastet

„Rollschuh statt Absatzschuh" lautet die Devise.

und somit wirksam zur Prävention von Arthrosen und anderen Gelenkerkrankungen genutzt werden kann.

Leider war der Schuh nicht in meiner Größe vorrätig, sodass ich ihn nicht einmal anprobieren konnte. Ich bin aber seit dieser „Entdeckung" optimistisch, dass bald viele Schuhhersteller die Zeichen der Zeit erkennen und dass das Zeitalter des Absatzschuhes seinem verdienten Ende entgegengeht.

Die „Formel-1"-Technik auf einen Blick

1. Gehen nach „Formel-1" ist Rollen aus dem ganzen Fuß heraus mit betontem Gegenschwung der Beine in den Hüften.

2. Beim rückenentlastenden Stehen nach „Formel-1" sind die Knie leicht gebeugt und die Hände liegen verschränkt am Rücken.

3. Die tiefe Entspannungshocke ist eine typische Antistressposition mit spezieller Dehnung des Rückens und der Achillessehnen.

4. Treppauf nach „Formel-1" ist eine schwungvolle Vor- und Rückbewegung des Fußes zur oberen Stufe hin mit totalem Abrollen. Nutzen Sie jede Treppe zum Training, zunächst langsam eine Stufe pro Sekunde. Treppab per Lift oder rückwärts zur Entlastung des Rückens und der Waden.

5. Training „im Vorübergehen" beim langen Sitzen: Rückenentlastung mittels Storchenbein.

6. Der wiederholte Hackengang, z.B. beim Zähneputzen, entlastet die Waden und stärkt den muskulären Steigbügel der Füße.

7. Tanzjogging nach „Formel-1" auf dem Minitrampolin ist vergnügtes Ausdauertraining und Koordinationsschulung zur Sturzprophylaxe.

8. 30 Minuten Gehen, Laufen Radeln nach „Formel-1" ist die – möglichst – tägliche Sauerstoffdusche für alle Körperzellen und unser Gesundbrunnen bis ins hohe Alter.

Literaturverzeichnis

Anderson, B.: Stretching, Waldeck 1989, Felicitas Hübner

Becker, W./Krahl, H.: Die Tendopathien, Stuttgart 1978, Thieme

Benson, H.: Heilung durch Glauben, München 1997, Heineverlag

Brügger, A.: Die Erkrankungen des Bewegungsapparates und seines Nervensystems, Stuttgart 1980, Fischerverlag

Csikszentmihalyi, M.: Flow, Stuttgart 1992, Klett-Cotta

Cooper, K. H.: Bewegungstraining ohne Angst, München/Wien/Zürich 1986, BLV

Ekstrand, J.: Senkung der Verletzungshäufigkeit an Muskel und Muskelansätzen unter Anwendung der Stretchingmethoden, in: Sölweborn (s. dort)

Hollmann, W./Hettinger, Th.: Sportmedizin, Arbeits- und Trainingsgrundlagen, Stuttgart 1990, Schattauer

Israel, S. et al.: Die Trainierbarkeit in späteren Lebensabschnitten, Medizin und Sport 22, 1982, 90–93

Janda, V.: Muskelfunktionsdiagnostik, Berlin 1986, Volk und Gesundheit

Jung, K.: Sportliches Langlaufen, Puchheim 1984, Idea

Kendall, F. P.: Muskeln, Funktionen und Test, Stuttgart 1988, Fischer

Mundy, L.: Prayerwalking T. G. Harris St. Meinrad IN, Abbey Press, 1994

Nentwig, Ch./Krämer, J./Ullrich, C. H.: Die Rückenschule, Stuttgart 1990, Enke

Prokop, L.: Einführung in die Sportmedizin für Ärzte, Sportler und Übungsleiter, Stuttgart 1977

Schnack, G.: Intensivstretching und Ausgleichsgymnastik, Köln 1992, Deutscher Ärzteverlag

Schnack, G.: Intensivstretching für Läufer, München 1994, sportinform

Schnack, G.: Gesund und entspannt musizieren, Stuttgart 1994, Fischer

Schnack, G.: Osteoporose Präventionstraining, Köln 1996, Deutscher Ärzteverlag

Schnack, G.: Die 7 Hanseaten, München 2000, Kösel

Schnack, G.: Topfit durch Nichtstun, München 2001, Kösel

Schoberth, H./Kraft, W./Wittekopf, G./Schmidt, H.: Beitrag zum Einfluß verschiedener Dehnungsformen auf das muskuläre Entspannungsverhalten des M. quadriceps femoris, in: Medizin und Sport 30, 1990, Nr. 3

Sölweborn, S./A.: Das Buch vom Stretching, München 1982, Mosaik Verlag

Tittel, K.: Beschreibende und funktionelle Anatomie des Menschen, Stuttgart/New York 1990, Fischer

Weineck, J.: Sportanatomie, Erlangen 1988, perimed

Wirhed, R.: Sportanatomie und Bewegungslehre, Stuttgart/New York 1988, Schattauer

Register

Sie finden uns im Internet: **www.falken.de**

Dieses Buch wurde auf chlorfrei gebleichtem
und säurefreiem Papier gedruckt.

Der Text dieses Buches entspricht den Regeln
der neuen deutschen Rechtschreibung.

Fotos: Adidas, Hamburg: 108; AKG, Berlin: 20 (Erich Lessing), 18, 19, 21; Allsport: 14
(Mike Powell), 55 (Simon Bruty); dpa, Frankfurt/Main: 8, 9 (Kay Nietfeld), 47 u., 58
(Lehtikuva Oy), 104 (Guiseppe Beppo); FALKEN Archiv, Niedernhausen: 26 (Leiber), 52, 53
(Velten); FOCUS, Hamburg: 22; IFA-Bilderteam, München: 4, 11, 15, 100 (Weststock);
jump, Hamburg: 95; Gerd Schnack, Hamburg: 30, 47 re.; Tourist-Information Dornstetten:
101; Visum, Hamburg: 62, 63.
Photodiscs: 2, 5, 16, 31, 38, 55/56, 66/67, 75, 90/91.
Alle übrigen Fotos: Herbert Jäger, Badenborf bei Lübeck.
Zeichnungen: Theiss Heidolph, Eching am Ammersee.

ISBN 3 8068 2752 4

Umschlaggestaltung: Martina Eisele Grafik-Design, München
Layout: Horst Bachmann, Idstein
Redaktion: Harald Rass, Editorial Service, Schwalbach-Hülzweiler
Bildredaktion: Michael Volkert-Bötsch
Koordination: Herbert Habicht
Herstellung: Horst Bachmann

Die Ratschläge in diesem Buch sind von Autor und Verlag sorgfältig erwogen und geprüft,
dennoch kann eine Garantie nicht übernommen werden. Eine Haftung des Autors bzw.
des Verlags und seiner Beauftragten für Personen-, Sach- und Vermögensschäden ist
ausgeschlossen.

Satz: Raasch & Partner GmbH, Neu-Isenburg
Reproduktion: Lithotronic, Frankfurt am Main
Druck: Appl, Wemding

817 2635 4453 6271